Extremely fast memory

極速記憶

改變學習方式，讓你突破
先天IQ限制的46條用腦法則

＊有 0 ～ 1 個〇的人

太厲害了。你很擅長運用自己的腦袋。請保持這個狀態，把自己的可能性發揮到極致，好好享受人生吧。

＊有 2 ～ 4 個〇的人

你正在有意識地活用大腦，不過目前還有一些潛力尚未發揮出來。或許只要抓到訣竅，你就能更有效地善用自己的頭腦。

＊有 5 ～ 7 個〇的人

你並未有效利用大腦原有的能力。建議你透過本書了解正確用腦的祕訣，將大腦的潛能引導出來，拓展自己的可能性。

＊有 8 ～ 10 個〇的人

很可惜，你似乎沒辦法好好運用自己的頭腦。若不動腦，大腦就會不斷生鏽鈍化。請擺脫那些錯誤的觀念和內心的束縛，引出自己身上那些本來就有的潛力吧。

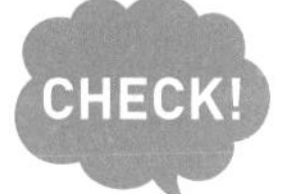

你有多擅長運用你的頭腦呢？

請在以下10個選項中選出和自己情況符合的項目，並在編號上畫圈。

1. 最近漸漸對自己的記憶力失去信心
2. 不擅長讀書，學生時代的成績也不太好
3. 跟不上同事、朋友的話題（覺得自己比他們差）
4. 像AI人工智慧之類的新事物或新機制，幾乎都記不太起來
5. 沒有能達成目標的能力，所以人生也不太順遂
6. 讀過的書或文章，內容馬上忘光光
7. 被別人提醒說「工作能力很差」，自己也這麼覺得
8. 擔心自己未來是不是會得到老人癡呆症
9. 老是忘東忘西 （經常記不住人或物品的名稱）
10. 由於覺得自己腦袋不好是遺傳的，因此不想努力

結果如何？
對照右頁確認自己打圈的數量，掌握目前大腦的活用度吧。

前言

你對自己的「腦袋」有自信嗎？

「如果要給自己的頭腦或記憶力打分數，滿分一百分，你會給自己幾分呢？」

這是我在記憶法的演講會上對聽講者提出的問題。

大半的人在稍加思考過後會給出五十分以下的答案；有些人答十分或二十分，甚至裡頭也有不少回答零分的人。

為什麼大家給自己打的分數會這麼低？我一追問理由，他們就會紛紛說出自己人生中所發生過的失敗或不順，像是：

「學生時期就算努力讀書，書上的內容也都無法進到腦袋裡。」

「用功的那段日子實在非常痛苦。」

「當時沒考上心目中理想的學校。」

……諸如此類。還有人在訴說原因的當下，就認為「果然分數應該再低一點吧」，然後又把自己的評分調低。似乎是在回答問題時思考該給自己打幾分，結果卻因回顧自己的過去而想起那些與頭腦有關的討厭記憶，導致最後喪失自信。

這些令人不快的經驗或遭遇過的打擊會強烈殘留在記憶中。儘管人們本身的個性也會有所影響，但我認為會這樣，起因在於對自己的腦袋有自信的人，本來就很少見。

所謂的「頭腦好壞」，究竟是什麼意思？

我自己研發了一套活化大腦的辦法，名為「腦利全開系統（Active Brain Program，以下簡稱「腦利全開法」）。從孩童到大人，我以這套系統向許許多多的人教授用腦方式，已有十五年以上了。

在這中間，我發現所謂「頭腦好壞」是根據「是否知道正確使用頭腦的方法」，以及「是否能讓自己的心朝向正確的目標」來判斷的。

換句話說，頭腦好的人善於使用大腦。

本書基於這一點，將介紹一些在埋首於讀書或工作上的任務時，如何更有效率且有效使用頭腦的方式。

那麼，在進入正題之前，請先稍微讓我自我介紹一番。

大學畢業後，我對「經營之神」松下幸之助老先生的人文學著迷不已，並進入其旗下的松下政經塾就讀。之後，我於二十七歲時設立人本教育的公司，試圖「將松下幸之助的成功哲學傳布於世！」公司成立到現在歷經三十年，我仍然持續在許多企業和團體中進行培訓和演講的活動。

本書也有介紹的「腦利全開法」，其創造契機是二〇〇三年，我在福岡縣的高中訓練該校教師的領導能力時，老師們在聯誼會上所提出的疑問：

「最近的小孩子都很不擅長唸書，不曉得有沒有可以讓腦袋變聰明的方法呢？」

當時我也喝得有點醉了，所以對老師的提問便順勢回答：「那種事簡單得很！」

為什麼我會這麼說？

事實上，雖然我現在得以像這樣寫書、舉辦公司培訓或講座，不過到高中為止，我的成績都非常差，甚至連大學都可能考不上。然而，那時我與一本講述記憶力的書相遇，還參考書上寫的內容，從根改變自己的學習方式，於是成績一舉上升，使我能夠進入東京大學法律系就讀。

從這次經驗中，我發現「只要改變用腦方式，就可以學好東西」，因此才會隨口回答：「（唸書）簡單得很！」。

聽到我的答覆，老師們都喜出望外。

「請一定要教教我們這個方法！」

他們的這股熱情驅動了我，等我迅速建構好提高記憶力的學習計畫並予以提供後，他們說：

「什麼！竟然這麼簡單就記住了大量的資訊，真是難以置信！」

「我第一次知道背誦的樂趣！」

「真希望能夠早點知道這套法子！」

……像這樣，大家對這套方法的簡便與成果的美妙又驚又喜。

將當時的操作系統化的，便是「腦利全開法」。

我利用這套法則，提供用腦的手段與提升記憶力的方法給許許多多的人。僅僅是腦力開發相關的演講就至少辦了八百場以上，「腦利全開法」三日訓練課程的學生也已超過四萬人。現在我旗下的講師陣容超過一百三十位，事業擴張到日本全國及亞洲地區。

來上課的學生其實也形形色色，小學到高中的孩子們接受「腦利全開法」的訓練，在提高成績後考上理想學校，或者開始喜歡上讀書這件事；大人們也通過資格檢定、學會外語，實現了自己的夢想。這些人裡頭，甚至還有在電視上的世界記憶力錦標賽中連續奪冠者，以及年齡超過八十歲再來聽課，藉此找到自信並挑戰新目標的老人家。

他們學習正確使用頭腦的方式，讓自己成為一個擅長動腦的人，從而大大地改變了自己的人生。

在學生時代，我們應該都學過國文、數學、社會、理化和英文，而且考過好幾次試。

可是，即使老師總是要我們「快背起來」、「好好用功」，但卻從來都沒有人會教我們「怎麼做才背得起來」的方法理論，不是嗎？

我們依然不懂正確的方法，就這樣一股腦地拚了命背誦。

大多數人都是從小用這種方式讀到大，甚至成為大人後也仍舊如此。

而且，很多人明明是用錯方法讀書才沒辦法取得好結果，卻把原因都歸咎在自己不夠聰明上。

這實在很令人遺憾。

一旦認為自己「腦筋很差」，那麼不管想嘗試什麼挑戰，大腦都會馬上做出「我辦不到」的反應，令自己表現更差。

然而，從腦力的角度來看，
人與人之間可沒有這麼大的差異。

「自己頭腦不好」的認知，其實是你的錯誤想法。

要使腦袋充分運轉，需要的是對自身的信心。

只要在這個基礎上，再學會「正確思考方式」與「正確技巧」的話，無論任何人都能提高自己的記憶力，甚至還能發揮出精彩的表現。

本書會教你增加記憶力和專注力的辦法，這是大腦資訊處理的主幹；也會告訴你該怎樣做好心靈管理，以支持大腦的運作；甚至還會指引你如何實現夢想。我希望你可以知道「正確的用腦方式」，並因而對人生充滿禮讚。

只要能實踐一、兩個做法就好，先這樣，就會切切實實地改變你的人生。

如果這本書能令你的才能發光，成為你美好人生的助力，那是我的榮幸。

令和二年一月

小田　全宏

第1章 被眾人誤解的「大腦」常識

第2章 「腦力」的基本是品質良好的記憶

第3章 提升記憶力的八種方法

第4章

透過專注力改變「腦力」的成效

第5章 透過情緒管理活化你的心與「腦」

第6章 不同情境下的用腦方式

第1章

被眾人誤解的「大腦」常識

1 人類的智力是由遺傳決定的!?

我前幾天看電視的時候，聽到他們在有關頭腦的話題上這麼說：

「遺傳決定人類的大腦能力。」

根據這檔節目的說詞來看，他們似乎認為小孩青出於藍是因為「父母都很聰明，其次是「父親雖然沒那麼聰明，但母親智商高」，第三是「父親聰穎，但母親沒那麼聰明」，第四則是「父母都不聰明的情況」。

這超出預期的內容讓我嚇了一大跳。

的確，就像「ＩＱ兩百的天才兒童」一樣，有些人天生就很優秀。

德國馬堡菲利普大學過去在研究中進行「認知功能」的測試時，發現擁有

「NCAN基因」的人跟沒有這種基因的人，在記憶力上會出現相當巨大的差異——「NCAN基因」是一種公認與腦神經細胞連結有關的基因。而據說美國普林斯頓大學的神經生物學家錢卓（Joe Z. Tsien）將名為「NR2B」的基因轉殖到老鼠身上，藉此使老鼠的記憶力呈現劃世代的成長。

記憶或學習的能力會透過腦中神經細胞（神經元）之間的突觸傳導效果變化來發展，因此具備「善於持續接受並傳達神經元間的電子訊號，且將突觸連結在一起」的基因的人，說不定就可以稱作是一名「頭腦好的人」。

只不過，至今為止我向許多人傳授了運用頭腦的方法，在過程中目睹過學生的飛躍成長。對我來說，終究是無法打從心底認為智力完全取決於遺傳的說法。

來聽講座的人裡面，有的人背誦一次便馬上能在腦海中留下印象（輸入資訊），也有人背十次也記不太起來。

但是，只要學會用腦的技巧，最初背不起來的那些人跟原本就背得起來的人也沒什麼太大的差別，大家都一樣做得到。不但孩子們成績突飛猛進，一一考上第一志願；那些曾說自己「記憶力差」、「頭腦不好」的大人也通過了很難考或公認窄門的資格考試。

其中甚至還有因這意料外的劇變而誤以為自己是天才的人（笑）。

可能我的說法會有點失禮，不過，你的父母優不優秀跟你聽不聽明無關，你的學習成效是從學會正確的用腦方式和努力體現出來的。

日本行為遺傳學的第一人，慶應義塾大學文學系教授安藤壽康指出，「認為父母親的特徵會依樣由子女繼承的這個想法，是一般人常見的誤解」，他說：「當遺傳與環境結合在一起，人的才能便會顯示出來」。

換言之，人類的智力可超越遺傳，展現成果。

當然，我不是說父母親的遺傳完全沒有影響，只是隨著用腦方式的不同，不管是誰都有十二分改變的可能性。

「我的家族代代都不聰明」、「我天生就笨」——如果你曾經這麼想過的話，我想告訴你：這是天大的誤會。即使現在，你的才能也依然可以開花結果，這取決於你自己。

神經突觸的傳訊機制

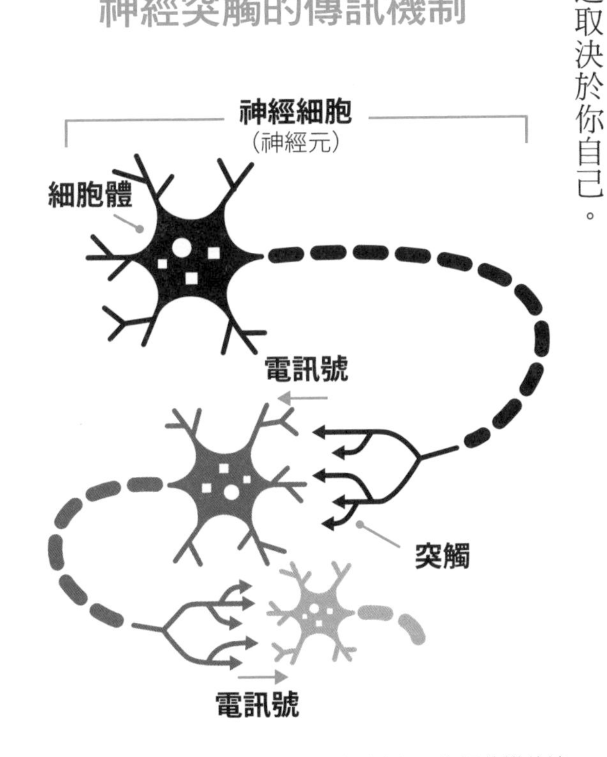

電訊號在神經元間傳送接收，以此傳遞資訊。資訊傳導的速度因人而異，所以具有善於傳訊的基因之人，便可說是一名頭腦好的人。

2 記憶力會隨著年齡的增長逐年衰退!?

「人類的腦細胞，在超過二十歲以後會不斷遞減。」

我想，聽過這句話的人應該很多吧？

培訓時我經常會問學生們這個問題，差不多都有七、八成的人舉手表達「聽過」或「知道」。

據說在腦科學的世界中，人類腦部的重量在小時候約為四百到五百公克，被稱為巔峰期的二十歲則是一千四百公克上下；隨後重量會依序減少，等到九十歲的時候，大腦的重量比二十歲時少了幾近百分之十五。

既然九十歲時只比巔峰期少百分之十五，我覺得那也不會有什麼太大的影響。不過可能因為講的是腦細胞，所以似乎有很多人會把它當成什麼了不得的大事。

其主要原因，或許也是媒體誇大其詞傳播的關係。

假如說，過了二十歲以後，每天都會死去十萬個之多的腦細胞；超過八十歲以後，腦細胞就變成巔峰時期的一半左右。又或是有資料顯示，在不遠的將來，光日本一個國家便有超過一千萬人以上的失智症患者。

的確，不只日本，失智症在全世界都將成為一大社會問題。但實際情況是：人們目前對釀成失智症的確切原因都還不甚了解。在現在這個階段，並還無法斷言腦細胞的減少必然等於失智症的產生。

另外，儘管當我們聽到「一天有十萬個腦細胞死亡」等說詞時，會感覺有點可怕，不過請稍微仔細想一想——

就算腦細胞一天會死去十萬個，一年便是三千六百五十個、十年三億六千萬個，經過一百年後將達到三十六億個。

相較之下，聽說人類的腦細胞多達一千億個左右。

如果在一百歲的時候，一千億腦細胞裡只少掉三十六億，那麼，難道你不覺得我們其實不用這麼在意這件事嗎？

荷蘭以前曾研究過一名死於一百一十五歲女性的大腦，留下「腦部幾乎沒有退化」的紀錄。

由於有過這樣的事，因此最近有人認為大腦的壽命約為一百二十歲左右。

也就是說，直到我們死去為止，我們都有可能保有活躍的大腦。

那為什麼「年紀大了，就變得很健忘」呢？其實，這也是一個非常大的誤會。

一項研究發現，不管是老人還是小孩，其忘卻的記憶量基本上沒什麼變化。只是小孩記得的資訊比較少，所以看起來不像忘了而已。

記憶力低落的原因，多半來自於睡眠不足、每天的壓力或是生活習慣。只要改善這些問題，大腦很快就能恢復活力。

來上我的課的學生，年齡最高的是八十八歲。

因為他的年紀很大，所以一開始甚至連三、四個簡單的詞彙都記不起來。這位老人家對記不住東西的自己也很失望，認為自己「果然是上了年紀……」可是在一天的培訓課程結束後，他便可成功記住接近一百個單字。連他本人都目瞪口呆，我其他的學生也相當吃驚。

「在我八十八年的人生中，從來不曾這麼驚訝又這麼感動過。我現在非常後悔沒在人生更早的階段來上這堂課（笑）。」

我由衷為他的這段話感到高興，與此同時也反省自己，覺得自己必須更努力推廣這套「腦利全開法」才行。

此外還有在醫院診斷出失智症的人，曾經因為來上培訓課而出現大幅改善（不過培訓並非治病，因此不是說只要來上課就一定能「治癒」）。

活化腦細胞無關乎年齡，所以我們完全不必太過畏懼腦部的老化。

3 大腦記憶的容量是有限制的嗎!?

有一次，有位聽講者跟我說。「人腦的可記憶容量是固定的，超過這個容量就記不起來，所以人才會健忘」，我對此感到相當吃驚。

這是因為，人腦可以記住各式各樣的東西，而且腦中的資訊量愈多，可以記憶的事物就會更多——這才是事實。

累積各種經驗並習得知識的人，反而更容易記住資訊。

換言之，**不太動腦的人會有腦部接連衰退的危險性**。

不過是由於沒有正確運用頭腦，因此才無法好好記憶資訊；並不是因為腦袋容量有限的緣故。

人類的記憶分為「短期記憶」和「長期記憶」兩種。所謂的「短期記憶」，是儲存幾十秒或幾十分鐘就會從腦中消逝的記憶；「長期記憶」則是會保存在頭腦裡幾個小時到幾十年、甚至一輩子的記憶。

舉例來說，在讀書時記得先前讀過的文章內容、在心算時記得要計算的數字等等都是「短期記憶」；而語言的記憶、小學時學會的東西到長大成人後依然記得之類的則歸屬於「長期記憶」。

「短期記憶」會進入腦中一部分名為「海馬迴」的器官裡面。海馬迴的容量只有一點點而已，所以只要放三或四個資訊進去就會超出負荷。儘管我們已經確認好必須買的東西才出門購物，但最終還是會忘掉一、兩件物品，也是因為這個緣故。

另一方面，「長期記憶」會放在「顳葉」之中。顳葉沒有容量限制，可以無窮無盡地積存資訊。

因此，孩童時代的記憶，在長大後也仍舊歷歷在目。

能轉存長期記憶的資訊是：曾反覆聽聞的事物，能在自己內心留下清晰畫面的東西，快樂或與之相反的恐懼等會產生強烈情感的事物，自己強烈認為重要的事物，還有讓人感覺有趣的東西。

據說這些資訊會從海馬迴經由杏仁核進入前額葉皮質區，再移動到顳葉長期附著儲存。

如果你現在正在煩惱自己「不夠聰明」、「記憶力差」的話，那是因為你記起來的資訊都存放在短期記憶的關係。藉由有意識地將記憶轉入長期記憶中的行為，你能夠記住的資訊量和記得的時間也都會有所增加。

第二章以後我會談談關於記憶力的話題，還請參考。

用來記憶的大腦部位

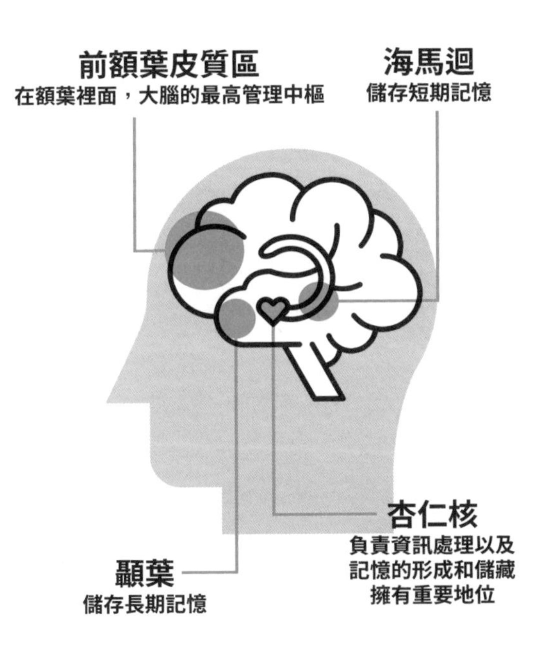

資訊依序從海馬迴、杏仁核、前額葉皮質區傳到顳葉，並成為記憶永存於心。

4 頭腦本身就不擅長背誦!?

「背誦很痛苦」
「我不擅長背誦」
「背誦真的很難」
「背不起來的我腦袋很差」
恐怕大部分的人都是這樣想的吧？擁有考前艱苦背誦記憶的人應該很多。
但是，我認為，這種棘手的意識正是放棄自己的潛力，親手摘除導向好結果之可能性的最大要因。
請試著回憶一下。

對於自己喜歡的、有興趣的事物，你是否有過不費吹灰之力就增進相關知識的經驗呢？

有一個小男孩很喜歡恐龍，才三歲就正確記住了超過五十個以上的恐龍名稱。還有他媽媽也一樣，在跟他一起玩的時候也將五十個以上的恐龍名背了起來。「明明以前在學校成績不怎樣，不過恐龍的名字就順順地記起來了呢。我是不是很聰明呀？」小男孩的媽媽笑著說，她看起來非常樂在其中。

人最喜歡令人開心的事。由於在自己有興趣的事物上增進知識是一件很快樂的事情，因此大腦也會積極運作，所以才能背得那麼順利。鐵道迷狂熱地吸收相關知識，而且一談到鐵路就會充滿熱情、笑逐顏開，這也是源於同樣的理由。

另一方面，不管是誰，要去記憶自己不感興趣的東西都是很痛苦的。而且感到痛苦是任何人都討厭的事。大腦也希望逃離痛苦，才會拒絕背誦，使我們無論如何都記不住那些自己沒興趣的東西。

也就是說，只要愈去想自己「不擅長背誦」、「背不起來頭腦很差」，大腦就愈會被這些觀念帶動，導致無法發揮出原有的實力，最後只能帶著這種錯誤的觀念活下去。

前面提到的媽媽，對她而言，那段跟小孩一起度過的時光，想必是既快樂又充實的吧。因此，她才能迅速將五十個以上的恐龍名背起來。

希望各位不要誤會了，本來在學習新知或做到以前辦不到的事時，不管是哪一類的事物，人類的大腦都能感到得償所願的興奮和滿足的喜悅。前面說的那位媽媽會很高興既是源自於此，小朋友能將事物順利地記起來也是這個原因。

換言之，無論是「背誦很無聊」，還是「背不起來」，都僅僅是因為你的刻板印象。對大腦來說，背誦反倒是一件快樂的事情。

目前為止所談到的四件事，每當我在培訓之類的場合問聽眾的時候，都會有八成以上的人判斷錯誤。如果這些誤會裡，有任何一個殘留在你意識中的話，請現在馬上把它改掉。

我在本書〈前言〉中也曾講過，由於大多數的人「對大腦有著根深蒂固的錯誤觀念」，因此人們才會自己親手拔除自己的可能性，或是擅自放棄自己。多餘的情感或錯覺，只會妨礙我們有效運用自己的腦袋。

請拿掉你「對大腦的誤解」吧。

5 擅長用腦是什麼意思？

拿起本書的大家，應該或多或少會去想「希望自己頭腦變好」、「希望自己更擅長用腦」吧。

那麼，「頭腦好」究竟指的是什麼呢？

不是說唸書唸得好、成績好、擁有很多很難考的資格證書就代表頭腦好。

我認為，真正意義上的「聰明」，是可以依自己的意願，將自己擁有的潛力發揮至極限，並且加以活用。

一直以來，我將發揮自己大腦能力到極致的方法做成「腦利全開法」傳授於人。而這套方法的骨幹就是：記憶力、專注力以及精神上的自我管理。

「如今只要用手機搜尋一下，無論什麼資訊都能瞬間到手，所以自己不特意去記也沒關係。」

即使是公認有學問的人也曾這麼說，不過這句話除了誤導他人之外什麼也不是。

事實上，現在的手機的確很方便。

舉個例子，當我們在百科辭典中查閱「莫札特」時，辭典上的資訊量只有短短幾行。另一方面，在網路上搜尋「莫札特」時，將出現許許多多的搜尋結果；而且大概一、兩分鐘就能精確找到我們想要的資訊。在現在這個瞬間，這些資訊並不存於我們自己的腦袋裡，但我們卻不會因此而綁手綁腳。

然而，這個資訊化社會所帶來的「方便」和「記憶的非必要性」毫無任何關聯。

再進一步地說，今後ＡＩ人工智慧將會推動世界，變成一個劇烈更迭的時代。

是要選擇成為一個能將AI運用自如的人，還是成為一個單純只會「使用」AI的人，其中的差異就在於是否知道用腦方法，還有是否具備「學習力」。

不曾真正「學習」的人，會被網路上的假消息玩弄於股掌間，或是被刻意捏造出來的資訊所迷惑。

比如說，自己查到的資料是否正確、是否可以信任，以及該如何使用這些資訊，這些都只能由自己來判斷。

因此我們所必備的東西是記憶力，它是學習與充分活用知識教養的基礎。

第2章

「腦力」的基本是品質良好的記憶

1 記憶法也會隨著人們的進步而進化

以前有位來學「腦利全開法」的學生，即曾獲世界記憶大賽冠軍的池田義博。他最近很常出現在日本的電視節目上，不曉得各位是否聽說過呢？

他是為了自己的工作才來聽「腦利全開法」講座的，之後他對記憶法開了眼界，經過訓練後，他每年都會參加於奈良縣大和郡山市舉辦的「日本記憶力錦標賽」，目前已取得了六連霸。另外，他是第一個在英國舉行的「世界記憶力錦標賽（World Memory Championships）」上斬獲世界記憶大師稱號的日本人。

透過學會用腦的訣竅，他不斷磨練著自己的記憶力。

最初，記憶法在兩千五百年前誕生於希臘。

當時許多知識分子在鑽研辯論技巧的過程中，為了讓自己可以明確將自己要說的內容傳達給對方而不忘記，因而創造出一系列記憶的法則。

其中一位叫做西莫尼德斯（Simonides）的人，據說就是記憶法的創始人。關於這位西莫尼德斯，曾有這樣的軼事流傳下來：

在他與眾人一起在宮殿中用餐的時候，突然發生了大地震。當時在那裡的所有人都被活埋，西莫尼德斯則因在地震前不久聽聞外頭有人找自己而走出宮殿，最後得以生還。

他不僅記得跟他一起的幾十個人的名稱，連誰坐在哪裡也全部清清楚楚，所以當下亡故的所有人，都因他驚人的記憶力而被認出身分姓名。

隨後來到文藝復興時期，在這個文化和文明一下子發展起來，人們必須學會的資訊量暴增的日子裡，記憶法也一併欣欣向榮；此後記憶法還在工業革命時期等狀況下，因應時代的變遷不斷改變。

傳聞在日本，記憶法的發明與變動發生在戰國時期以後，當時的忍者在潛入敵國城廓內時，必須立刻將卷軸書物等資訊印在腦海裡，再回去稟報將軍。

到了明治時期，創辦哲學館（今東洋大學的前身）的井上圓了整理歸納記憶法，並出版了《記憶法講義》。書上似乎寫道，該書承襲希臘時期的西莫尼德斯、羅馬時代的西賽羅和坤體良等人所設計的正統派記憶法而成。

此外，據悉明治時期出版了非常多的記憶法書籍。這或許是受到日本解除鎖國（國家開放）、文明開化，導致大量學問湧入的影響吧。

順便一提，所謂的「世界記憶力錦標賽」，是提倡一種名為「心智圖」的資訊整理術（全球有好幾百萬人在學習、運用這項技術）的東尼・博贊（Tony Buzan），以及身為一代大師的雷蒙德・基恩（Raymond Keene），兩人以提升人類記憶技術為題所創設的賽事，是一場從全世界募集參加者角逐競爭的活動。

東尼・博贊拜訪日本時，曾來過我家好幾次。

他也跟我一樣倡導記憶法，他那套方法的基礎源於希臘時期延續下來的技巧，裡頭也有很多內容與我的腦利全開法互通。

要靈活運用大腦、提升記憶力，不必做一些特殊訓練或「驅動你的潛意識」之類不可思議的事。

不過只是去使用每個人與生俱來的機能而已，任何人都可以簡簡單單地學會這些技巧。

2 掌管記憶的三個階段

在傳授改善記憶力的方法之前，先來整理一下有關記憶的資訊吧。

記憶由下列三個階段構成：

1 銘記

將資訊放入腦中，即「記憶」。一般來說，「記憶力好」意味著這個人能夠以多快的速度，大量、正確地將資訊記入腦海。

2 保存

指「記在裡面」的狀態。可以將記憶留在腦中多久的意思。

3 再生

將放進腦中——也就是記得的事物——在必要的時候組合起來，並以我們所需的形式取出。俗稱「回想」。

世人所謂的「頭腦好」，意思是「快速且正確地記憶多項資訊，這些記憶長期保存，而且必要的時候可以瞬間挑選出來」。

相反地，「頭腦差」則是「只能記住少量資訊，若不反覆記憶就背不起來，還都記錯。然後就算記住了也會馬上忘記，或是明明應該記得卻難以想起」。

我們要記憶的對象不只是語言或數字而已。圖像、聲音、口味、香味、觸感、感情……五感所能接觸到的一切都是我們的記憶對象。

如果僅僅想記住東西，那將資訊記錄在手機裡來代替就很夠了。

但是，**透過靈活用腦，把銘記、保存、再生三個階段好好整合起來，就能使腦中的龐大記憶形成一個資訊網絡，建構出具備創造力的嶄新想法。**

3 使記憶力突飛猛進的六種思考方式

腦利全開的講座上，在開始學記憶法之前，我會先把「使記憶力突飛猛進的六種思考方式」教給學生。

雖然人類的大腦無法完全忽略遺傳的因素，不過若是使用得當，它將會產生遠比頭腦天生能力大上好幾倍的成果。

請牢記接下來的六種思考方式，這也是為了讓大腦的潛能發揮至極限，並使它更進一步地發展延伸。

1 對自己的頭腦懷抱自信

在改善記憶力上，對自己的腦袋抱持自信比什麼都重要。

當我在研習課堂上這麼說的時候，不少人會反駁：「我們不就是因為對自己的腦子沒信心，才會這麼煩惱嗎！」

「我就是因為對自己的腦袋沒信心，才拿起這本書的啊！」

說不定各位讀者也有相同的想法。沒錯，的確就是這樣。

即使如此，也還是請各位對自己的頭腦懷抱自信。

一旦對自己的腦袋沒有自信，那麼每次打算嘗試什麼的時候，內心就會冒出「我做不到」的訊號。就算你想在這個狀態下專心做事，那種「做不到」的意識也會干擾你，使你無法坦率地吸收記憶和知識，甚至連去挑戰的心都不復存在。

對你來說，最後只會帶給自己一個不滿意的結果，然後你的大腦就想說「果然自己不夠好」，進而更加失望，大腦本身也會因這樣的認知而退化，陷入一個惡性循環。

照這樣下去，不管再怎樣去學用腦的方法，包括記憶力在內，也不會出現任何成效。

突然要你「拿出自信」，可能你也沒辦法馬上做到；但如果做好下面的三項心理準備，我想你應該就能意識到自己大腦的神奇之處了。

①徹底列出你（現在）做得到的事

比如說，正在閱讀這本書的各位，是能讀懂也能說中文的人。或許你會認為這「理所當然」，但其實中文有多種聲調、注音跟拼音、一音多字、一字多音等情況，跟其他國家的語言比起來是非常複雜的語言。

以一個中文字來說，光只是「和」這個字的國語就有好幾種唸法：「和（ㄏㄜˊ）平、唱和（ㄏㄜˋ）、暖和（˙ㄏㄨㄛ）、攪和（ㄏㄨㄛˋ）、和（ㄏㄨˊ）牌、我和（ㄏㄢˋ）你」，唸「和（ㄏㄜˊ）」也可能是「河」、「核」或「盒」等等，「和（ㄏㄜˊ）」又跟「呵」、「賀」天差地遠……所以外國人才會異口同聲地說「中文真的好難」。能理解並運用中文的人，頭腦不可能會差！

此外，你會在買東西的時候迅速算好要找多少錢，會做菜、會整理東西、會操作智慧型手機——怎麼樣，結果你能做到的事不是有很多嗎？

如果具體回想那些自己能辦到的事，你應該就更能發現自己有多優秀。

儘管是一件細微末節的小事，你也要承認自己做得到，然後誇獎自己「做得不錯」或「好厲害」。

②不要再跟別人比較

人有順勢將他人與自己比較的習慣。

假如你是在鼓勵自己，那還有救；但我可以肯定地說，這時你的想法會偏向「自己不如別人」，結果「跟其他人的比較」變成「對自己的指責（攻擊）」，進而不斷奪走自己的自信。

和別人比較沒有任何好處。如果心想「我是我，別人是別人」，便能恢復自己的信心。

儘管發現別人的長處和才華是十分重要的事情，不過那種想法若反過來變成貶抑自己的能量，也只會產生負面影響而已。

請試著張口對自己說「不要再跟別人比較」看看，透過這個動作，就能改變自己習慣在無意間比較的思考模式。

③由衷為小小的成功體驗感到高興

人每天都在得知自己不知道的事物，做到自己做不到的事情。

可這時要是去想「不過如此」的話，這種「獲得新知的喜悅」和「做好一件事的喜悅」便會減半。

我曾經在讀小說的時候看到一個我不曉得的單字，然後我就去查字典學習，並且把它記起來。這是一件超厲害的事情，因為我到昨天為止都還不明白它的意思。

打從心底為這些渺小的成功及成長感到快樂，藉此建立自信。

很多人熟知的、有「日本的太陽」之稱的松岡修造，他來參加「腦利全開法」講座的時候，曾發生過這樣的事：

在我傳授記憶技巧的當下，松岡先生便將三十個單字完美地背了起來。然而他看起來卻沒有那種「耶我做到了！」的感覺，所以我就問他怎麼了，他回答道：「現在我能做到，是因為有你在仔細教我怎麼做；可我不知道自己一個人的時候做不做得到」。

也就是說，他的意識焦點不在「我做到了」上頭，而是跑到「我自己一個人的時候行嗎？」的「不安、疑問」之上。

「不過，你現在做到了也是事實呀。要不要對『自己做得到』這件事再更高興一點呢？」我這麼說了以後，他的表情瞬間開朗了起來，並回我：「對耶，確實如此！」之後他變得愈來愈精通記憶法，而且自己一個人就做得到。

後來我和松岡先生碰面時，他對我說：「那時候的經驗在我教青少年網球的時候相當有幫助」。

聽他說，好像只要孩子們稍微進步一點，他就會要他們「高興起來！」的樣子。

藉著這三個動作的實踐，你應該就能瞥見自己大腦的能力與潛力了。之後請你真心相信它。

自信是靠相信自己而來的。

2 提升好奇心與專注力

傳說以前希臘時代，人類有三種「愛」。

即產生人類愛情的「情愛（Eros）」、慈愛的「感性愛（Agape）」，還有作為「對知識的愛」的「理性愛（Philos）」。

因為當時的人認為「人類對尋求知識的原生慾望」是一種愛。

據說人類的大腦額葉是負責「活得更好」的腦。換言之，「對知識的好奇心」是人類行動的原點，「好奇心」驅動心靈的能力，正是活化人類大腦的強大力量。

做自己喜歡的事時，不管花多長的時間都不會覺得累，對吧？是不是反而有不少人會忘我地做過頭呢？

這種沉浸的狀態，就是大腦在加速運作的證據。關於專注力的部分容後詳述，不過把這種「做某件事做到廢寢忘食」的情況視為腦部正在活躍運轉的狀態肯定沒錯。

事實上，大腦於能量耗盡的時候，是完全不會對事物產生興趣或好奇心的。那是一種「隨便啦」的狀態，使人對世上的一切都變得不再關心。當然，也不會有任何記憶殘留在腦海裡。

相反地，如果對要背誦的對象感興趣，那麼它愈有趣就愈容易被大腦記住。畢竟，心靈與頭腦的狀態是連動的。

3 訓練圖像化能力和感性

「圖像化能力」不僅僅指記憶，更意味著大腦的運作，甚至代表最重要的——與人生所有事物有關的心靈活動。

「能描繪出什麼樣的人生圖像，決定了一個人的人生」，這麼說也不為過。

而且，記憶跟圖像也是息息相關。

許多不善記憶的人只用文字語言來記憶，並未啟用圖像化的能力。但這樣一來大腦就不會對此表現出興趣，因此很難記得起來。圖像化能力可以發揮出比其他學習方式更大的效果。

然後，與圖像化能力同樣重要的能力是「感性」。

海馬迴是人類記憶的大門，海馬迴的旁邊則是一個名為杏仁核的部位。這個杏仁核會因人類情緒的起伏而顫抖，並開始運作。那些很久以前看過的電影裡的感人畫面，不論經過多少年也仍會清楚浮現在腦海裡，就是因為當時的畫面強烈震撼了杏仁核的關係。

諸如恐怖或驚嚇的經驗等負面訊息，也會因強烈的感情而被我們牢記在心。不過，「強烈的喜悅感」會給大腦帶來更好的影響。

人類動機的源泉在於「感動」或「感激」的大腦活動，這一點毋庸置疑。

或許也有人會想，「我從來沒有每天都那麼感動過」。

但這是一個大誤解。只要增加心靈的敏銳度，也就是「感性」，那麼小小的喜悅也會形成大大的感受。

感性提高後，心靈的天線也會升級。之後就算是在跟別人閒聊，也會出現好幾次令你「啊」出聲的恍然。

若要提升感性，我最推薦的是每天晚上在被窩裡回顧當天發生的事情，一邊想著一天中最快樂的事或令自己內心感到喜悅的事，一邊入睡。如此一來，大腦將在一個非常好的狀態下睡著，而且也會增加你對欣喜的感性。

感動的心與感性，是讓大腦充滿活力的起點。

4 擁有一個目的或願景

人類的大腦（額葉）有讓自己「活得更好」的功能。

「我想活得更好」、「我想實現自己的夢想」……像這一類的想法帶有目的，所以能使大腦持續積極運作。

「目的」是達成目標時所感受到的快樂，而「願景」則是實現目標時的具體畫面。

頭腦將藉由這兩者的結合來啟動開關（稍後詳細介紹）。

知名科幻小說家鄧尼肯（Erich von Däniken）把感覺可能成為現實的未來稱為「未來記憶」。借他的話來說，願景就是「美好的未來記憶」。

目的沒有好壞。當你找到令你興奮的目標並放大它的畫面時，你的大腦就會因熱愛興奮感而開啟前往「未來記憶」的開關。你愈興奮，大腦的工作能力愈強。

5 反覆練習

不單只有記憶而已，反覆練習是學習任何事物的必備行為。

在記憶的動作結束後，人會重複並驗證自己是否已正確記住。

一開始當然做不到，所以才不斷反覆地「重新記住原本記不起來的地方」。

於是重複回想記憶的這個過程讓自己變得很煩躁，並且因為必須面對自己「做不到的失敗感」等令人不快的感情，所以人會漸漸變得厭惡這件事，反覆練習的動作也變得敷衍，陷入連記憶都變得薄弱的狀態。

然而，這麼做並不會增強記憶力。

切記重點是「慢慢的、正確的、開心的」。

不過因為大多數的人每天都過得很繁忙，於是一不小心就會回到「快速的、錯誤的、不開心的」循環裡。因此無論反覆練習多少次，想記的東西都還是放不進腦袋裡。只要捕捉到「慢慢的、正確的、開心的」的感覺，你的學習速度就會大幅上升。

尤其是當我們反覆記誦基本技術或知識，並使它充分進入大腦後，有時會突然瞬間感覺自己的表現有了飛躍性的成長。這種體會自己能力飛躍進步的經驗叫做「追憶現象」，關於這個我們稍後再談。

為了讓大腦運作得更順暢，反覆練習至關重要。

6 不是用頭腦理解，而是用心領會！

知識有各式各樣的層級。

就算我們不知道最高級的艱深專業知識或最新的知識也沒關係。

舉例來說，即使不了解智慧型手機的技術結構，我們也還是可以自由運用它；就算不清楚資訊科技在講什麼，依然能操縱電腦等相關機械。

只不過，若不是在了解其前因後果的狀態下將知識放入腦海，它就無法成為一個有創造力的情報。而且也無法作為判斷某件事的基本訊息來運用。

近年來大家都講求「證據」，而透過自己的眼睛好好確認這些證據是否也是借來的東西，將使這項知識的力量在腦中增長。

「該如何在自己的大腦裡將知識轉化成資訊」，這句話意指落實「可以好好向別人說明」的狀態，之後再把它記起來。

換句話說就是：「你是否早已由衷領會」的意思。

每當接觸新資訊時，我會去意識到「這是真的嗎？」、「為何如此？」、「提供這個資訊的人有什麼意圖？」同時加以學習。於是，當我內心湧現疑問時，便會去追究答案，直到問題解決為止。這麼做讓我十分快樂，而且這些我融會貫通的東西，真的有很多相當有效的應用方式。

反過來說，對我們而言最重要的是——「不要害怕自己不知道」。

孔子在《論語》中說道：「誨女知之乎？知之為知之，不知為不知，是知也」。意思是「不要假裝自己知道」。到現在，這都還是一個真理。

目前已講完關於增強記憶力、改善大腦運作能力的六個基本思考法了。

若要擅長活用頭腦，這些都是基礎。

4 「快樂學習」勝過「輕鬆學習」

常有人問「學會『腦利全開法』後，背東西是不是可以比較輕鬆？」因為能抓到訣竅，所以自然比學習前更有效率也更輕鬆，可以在短時間內背起來。

然而，在記憶事物上最重要的，是「快樂地」記住，而非「輕鬆地」背誦。

雖然「快樂」和「輕鬆」在日文中都寫成一樣的「樂」字，但它們驅動大腦的方向卻完全相反。

當人們打算「輕鬆記得」、「輕鬆做好」時，大腦會認為「要快點弄完」，並且滿腦子都是這件事，於是可能就沒辦法專心在眼前的事物上。

另一方面，在覺得「快樂」時，大腦既興奮又充滿動力，而且會想著「還要繼續！」畢竟大腦最喜歡開心的事了。因此人就可以專注在眼前的事物上，更可能會因此發現更多的魅力。

舉個例子：假設現在必須記住十個公式。

「想輕鬆記住」的人，就算搞懂並記住了四個公式，也會產生「還有六個」、「還得背多少才行」的想法，讓自己逐漸被責任感綁住。一旦出現責任感，大腦的活動就會踩煞車（參照第四章）。很快地，背誦變得很痛苦，而且也會更難把公式記起來。

如果以「學習很有趣」的想法投入背誦中，就會因全神貫注到忘了時間的關係，而使這段時間與痛苦絕緣。

請試試看，回想你身邊那些擅長做事的人。

即使是一件艱鉅的工作，他們也做得很開心，對不對？這是因為喜悅能促使大腦運轉，並且令工作順利進展。此時的他們絕對沒想過要輕鬆對待工作。一項工作最後成功與否，取決於做的人是否認真面對。

另外，如果意識到「樂趣」，那麼就算很難，大腦也會想要永遠做下去，並去思考能繼續做下去的策略方案。這將成為解決問題的力量，同時讓工作往更好的方向前進。

你是否有過某個可以做得開開心心的興趣愛好，並且做到「一不小心天就黑了」的經驗呢？此種狀態將會透過「樂在其中」的決定來重現。這就是腦利全開法所重視的一大法則。

努力唸書時，也不要去想「得隨便享受個什麼」或「不能在短時間內完成嗎」，而是將自己的想法轉換成「唸書好有趣」，從而獲得縮短時間和產生精彩成效的結果。

5 在AI時代，記憶力正是關鍵

現今早已邁入百歲人生時代。

在過去，相對於十二年的國民基本教育加其他菁英教育的在學時間來說，工作年限（就業年限）約為四十年左右；如今人類變得更健康了，故超過六十歲仍然精神百倍的人也不少。

而且由於無法再靠老人年金過活，因此人們會為了要過生活或打造豐富人生等各種理由，不斷延長自己的工作年限。

至今為止，我們只要在當新鮮人時學會工作的方法和機制，並以此為基礎來工作就可以了。可隨著ＡＩ人工智慧的興起，我們所學的那些知識和工作都會在現代社會被ＡＩ所取代，使我們不得不去記憶並學習那些五花八門的新事物。

如今用電腦來工作是很普通的事情，可十幾年前一切都是手寫的。當過去引進電腦的時候，或許還有很多拚命去學電腦的人吧。有一個我認識的人也說，他那時必須得把正式業務放一邊，跑去教當時五十幾歲的經理怎麼用電腦。

時代變遷的速度逐年加快，有時我們人類光是要跟上這個速度就得拚了老命。不過，既然現在這些都已變得天經地義，那我們也只能接受這樣的時代。

在學習新事物上，記憶力好是非常有利的。可以說，正因為這是ＡＩ時代，記憶力才能成為一大關鍵。

此外，記憶力好也會對我們的心靈產生很大的成效。

有時候，人會對「（自己）頭腦很差」的這句話反應過度。

譬如說，應該沒幾個人會因自己「跑得慢」或「唱歌不好聽」而自卑才對？

可是如果一個人認為自己「頭腦很差」，那他就會在各種狀況下踟躕猶豫。「我真笨啊……」、「因為我不聰明才會記不起來……」當你這麼想的時候，不管學了多少，都很難在學習知識上有所進展。

而且你可能還會擅自生出棘手感或偏見，會以做不到為前提來考慮事情，也會對無法跟上事物變化速度的自己感到厭煩。

這樣下去，你將無法享受未來的人生。

當然，單單只是記憶力好也不會讓人生變得順遂，不過記憶力是一切的根基。

在下一章裡，我將講述具體的記憶祕訣。

第3章

提升記憶力的八種方法

方法1 時常將詞彙「圖像化」

好，從這邊開始，我們來談談使記憶力飛躍性成長的八種方法。

已有超過四萬人親身體驗這些方法並取得成果，所以只要付諸實踐，便會產生令人眼睛一亮的非凡成效。

請先從一、兩個做得到的方法開始著手，培養自己對記憶力和腦力的自信。

第一種方法是時常將詞彙「圖像化」。

在聆聽對方說話時，要不斷在腦中將陸續出現的單詞圖像化。**此時的鐵則**

是：從一個詞想像一個畫面。

聽到「蘋果」時，想到「一顆圓圓的紅色水果，帶有酸酸甜甜的香氣」；當聊天對象提到「週末我跟家人一起去了札幌。晚上我們在大通公園喝啤酒，真的超開心」時，想像對方在札幌大通公園裡用啤酒杯喝啤酒，同時開心談笑的模樣。

你不一定非得將畫面想像得十分精細。

只要一邊聆聽、一邊圖像化，那麼談話的內容就會以「話說回來，某某人說他在大通公園裡喝了好喝的啤酒」之類的形象記在心裡。

這裡讓我們稍微做個實驗。

首先，請你閉上眼睛。

然後請你小聲地說「有馬在跑」（請實際嘗試試看！）……不曉得你是否看到馬在奔跑的畫面了呢？

我在培訓課上做這項實驗時，大概有一半的人會沒什麼自信地回答：「因為閉上眼睛，所以眼前一片黑，不過我好像有看到馬在跑……」

但若問他們「這匹馬是臉朝右跑？還是臉朝左跑？」的話，他們必定能回覆「往左」或「往右」之類的其中一個方向。雖說畫面模糊不清，不過他們還是看見了。

只要像這種級別的畫面就夠了。還有，不管你的影像是真實的馬，還是卡通動畫的馬都無所謂。因為重要的是「能看見」這一點。

我們腦中的記憶會成為圖像的原料。

如果不知道馬是什麼生物，就沒辦法想像馬在跑的樣子。聽人說話或閱讀書籍時，那些不能「圖像化」的東西是完全無法印入腦中的。為此，我們要時時將注意力放在視覺所帶來的情報上。

也就是說，要提升圖像化的能力，必須擁有想要圖像化的東西之基礎資訊（記憶）才行。

那麼，請問一下：

你公司所在建築物的隔壁，那棟房子的大門是什麼顏色跟樣式的？

雖然幾乎每天都會見到，但想不起來的人是不是也很多呢？

明明那麼常看到卻仍舊如此，實在是不可思議。

人從視覺上獲得的訊息相當多，但因為看得很籠統，所以意外地記不太起來。印入眼簾的事物不等於你所擁有的情報。

從日常生活開始做以下訓練，應該是個不錯的選擇：

精進圖像化能力的訓練

1　像照相一樣，將眼前的風景場所剪下來，深深印在眼簾上。

2　閉上雙眼，回想剛剛刻印下來的影像。弄清楚有哪些部分歷歷在目，有哪些部分相對朦朧。

3　把注意力放在畫面朦朧的地方，再張開眼睛，觀看同樣的景色。

4　重複進行步驟2到步驟3，讓朦朧的部分慢慢變得清晰可見。漸漸地，眼前的風景會如一幅畫般在心裡重現。

只要進行這項訓練，就會增加來自視覺的資訊量，並使之成為各種圖像化能力的儲備資本。

此外，圖像化能力是各種思考能力的基石，所以只要訓練圖像化能力，那不但記憶力會增強，連想像力、創造力，甚至是構成夢想或願景的架構力都會大幅提高。

這項訓練完全不用花好幾個小時去做。在剛邁入三十歲時，我每天會練習五分鐘左右，大概三個月後，所有事物就都能以色彩斑斕的形象浮現腦中。

我想，你應該也能在反覆訓練中發現，把談話對象的語言化作圖像的動作將慢慢變得手到擒來。

接著我將從腦神經迴路的角度來簡單聊聊圖像化的能力。

相信許多人應該都聽過「NLP」這個名詞吧？這是「Neuro Linguistic Programming」的簡稱，意指「神經語言程式學」，又稱「大腦使用手冊」。

一九七〇年，加州大學心理學學生理查·班德勒（Richard Bandler）與語言學助教約翰·葛瑞德（John Grinder）兩人結合心理學和語言學，建構出一套溝通技巧發展系統，裡頭提到：「記憶透過視覺、聽覺、觸覺、味覺、嗅覺五感銘記腦中」。

另外，完形心理學（Gestalt Psychology）的創始人波爾斯（Frederick S. Perls）也曾說過，「對於進入腦中的資訊，我們會賦予其某種超乎客觀事實的意義，再加以記憶」。

換言之，我們不只將記憶當作單純的詞彙情報，而是連「感覺」也一併印入腦中。

ＮＬＰ認為，人在記憶的時候有三個主要傾向。

即「善於從視覺獲取資訊」、「善於從聽覺獲取資訊」和「善於從身體感覺獲取資訊」，他們擷取其第一個英文字母，稱之為「ＶＡＫ表象系統」。

・視覺型（Visual）：是否「善於從視覺獲取資訊」
・聽覺型（Auditory）：是否「善於從聽覺獲取資訊」
・感覺型（Kinesthetic）：是否「善於從身體感覺獲取資訊」

從ＮＬＰ的角度來看記憶，發現視覺優先型的人深受圖片影像的影響，聲音則是會為聽覺優先型的人帶來巨大影響。在學習一件事物時，將注意力放在五感中資訊攜帶量最多的視覺上，並習慣用詞彙想像畫面，是比什麼都有效的方法。

甚至說「沒有畫面就記不起來」也不為過。

就算死記硬背了法律條文，但不知其意義的話，也會從記憶的當下開始逐一忘記，在處理現實問題上也不具任何意義。

如果在跟人交談時，腦中沒有浮現畫面的話，請不要害羞，直接問清楚就好。

所謂「好問不過一時羞恥，不問則是一生之恥」，甚或是「好問是剎那的光榮」。

自己說的話被人問是什麼意思，對人們來說並不會感到不快。反倒會認為「這個人非常專心在聽我說話」，從而對對方產生好感。

不管是在充分動腦上也好，改善記憶力也好，或是磨練溝通能力上也好，「圖像化」都是一個簡單又值得大書特書的方法。

當與人對話或讀書學習時，請一邊時刻檢查自己是否有在腦海裡將這些資訊圖像化，一邊將其記入腦中。

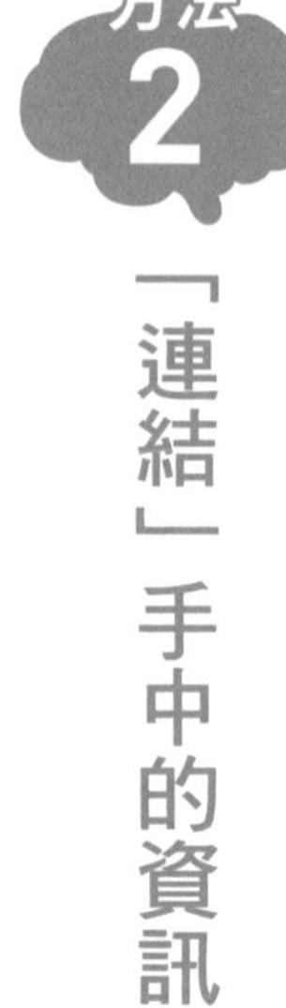

方法2 「連結」手中的資訊

世界上有各種豐富的記憶技巧，但不管哪種方式都是以「成像」和「聯想」兩大精髓構成。

「成像」是將一個詞彙影像化，無論它是表現物體的普通單字，還是類似法律術語這種抽象困難的詞彙，都一樣要影像化。

「聯想」則是「聯繫」的意思，也就是將獲得的資訊連結在一起。

人類的大腦一次可以記住的資訊數量，一般來說「最多三個」。

若數量達到四個以上，人就會覺得「好多好累」，而且大腦也會極大限度地降低自己的機能水準。

比如說，去買東西的時候，明明應該記住並想起要買的東西是什麼，但是最多卻只想到三個，剩下的則常常變成「欸？是什麼來著……」而想不起來。

在要記住好幾個單字的時候，就算試著把它一個一個記在心上，但光這麼做也有極限。假如把每個單字連結起來再記，會更容易記得起來。

請試試看下面的課程：

強化連結的訓練

請記住下列十個單字：

1 蘋果
2 車
3 東京鐵塔
4 烏龍麵
5 飛機

6 自由女神像

7 漢堡

8 美國職棒大聯盟

9 仙人掌

10 老鷹

你是怎麼記住這些單字的呢？也許是像「一是蘋果、一是蘋果……、二是汽車、二是汽車……、嗯嗯，下一個——」這種逐一硬塞到頭腦裡的做法。不過這種方法需要耗費大量的時間，而且就算暫時記得，也會很快忘卻。

在這類需要記住很多東西的時候，可以透過將要記的圖像連結在一起來記憶。這在記憶上是很重要的訣竅。

最簡單的是「故事記憶法」。

這是一種藉由建立故事來連結各個詞彙的手段。

以要記憶的對象個別的「畫面」為本，多少有點強硬地將它們連結在一起（聯想），編成一個故事。

雖說故事記憶法只是大量記憶技巧裡面位列基礎中之基礎的東西，不過它的記誦過程很有趣，是一個十分有效的記憶法。

接下來就試著實作看看吧。

請實際發出聲音，在緩緩朗讀下列短文三次的同時，想像每一個詞所表現的畫面：

「我一邊吃蘋果[1]，一邊開車[2]去東京鐵塔[3]。參觀完東京鐵塔後，我肚子餓了，於是就在附近的餐廳吃了烏龍麵[4]，然後因為我要去美國出差，所以就直接到機場搭飛機[5]。

在機上，機長廣播介紹說，我們已經飛到紐約市上空，從窗戶往下看可以看到自由女神像[6]。我在機場吃了漢堡[7]，隨後跑去看美國職棒大聯盟[8]的比賽。第二天，我在去加州的路上，見到沙漠中矗立的高大仙人掌[9]，還有悠閒飛翔的老鷹[10]，我真的超感動的。」

怎麼樣？

是不是很簡單就背起來了？

也就是說提供一個名為故事的「聯繫（聯想）」，藉此輕鬆記住資訊。

如果能夠用這種方法快速記憶的話，那不管要背的東西是二十個、五十個還是一百個，都可以不費吹灰之力地放進腦海。

而且在資訊連結時，若能想出一個異想天開到足以觸動自己情緒的創意，將其圖像化並銘刻在心，那這段記憶就算時間過了很久也不會消散。在培訓課上，我將命名為「影像連結法」的這套方法教給學生。

一開始學生們還不太習慣編故事，只會出現一些平凡的聯想，但一個小時後就有可能產生非常好玩的連結影像。

盡可能描繪出具有衝擊力的影像，才有辦法令人難以忘懷。

此外，建立聯繫（聯想）的方式千變萬化，不過請謹記這點：不論要記的對象是單字還是文章，都一定要跟某件事物建立關聯性再記憶，不可以讓它單獨存在腦海裡。

意思是，所有東西在記入腦中時，都要讓它跟其他資訊產生連結。

本書第八十一頁有刊出一張羅列一百個單字的單字表。表上將十個單字劃為一區，請訓練自己一邊將每一區的單字編成故事，一邊背誦。我想你應當會為故事記憶法的威力大吃一驚。

㊶ 電鍋
㊷ 腳踏車
㊸ 花束
㊹ 監視錄影機
㊺ 原子筆
㊻ 手帕
㊼ 手套
㊽ 手機
㊾ 內衣
㊿ 籃球

51 耳環
52 廣播電台
53 百貨公司
54 圖釘
55 撲克牌
56 吸塵器
57 花瓶
58 釘書機
59 鐵鎚
60 公車站

61 字典
62 T 恤
63 公寓
64 足球
65 艾菲爾鐵塔
66 拖鞋
67 戒指
68 影印機
69 毛筆
70 警察

71 香蕉
72 玄關関
73 長笛
74 算盤
75 椅子
76 駕照
77 沙漠
78 涼鞋
79 炒麵
80 明信片

81 富士山
82 香菸
83 衛生紙
84 葡萄
85 律師
86 插座
87 郵局
88 棒球場
89 公共澡堂
90 地毯

91 美容院
92 油畫
93 地球儀
94 馬克杯
95 停車場
96 口紅
97 橡皮擦
98 狗屋
99 餐廳
100 紅綠燈

來背誦一百個關鍵字吧！

在編故事的同時，先試著記住二十個單字。然後再將數量增加到三十個、五十個、一百個，依序挑戰看看！
祕訣是一邊確認要背的詞彙之圖像，一邊說完整個故事。

①平底鍋
②報紙
③鑰匙
④壽司
⑤本棚
⑥計程車
⑦日記本
⑧睡衣
⑨水桶
⑩昆蟲箱

⑪郵票
⑫電腦
⑬錢包
⑭天線
⑮紅茶
⑯套裝
⑰相機
⑱寶特瓶
⑲和服
⑳化粧品

㉑電視
㉒湯匙
㉓三角板
㉔帽子
㉕口香糖
㉖免洗筷
㉗膠帶卷
㉘蘋果
㉙地圖
㉚巧克力

㉛襪子
㉜金字塔
㉝書店
㉞東京鐵塔
㉟日曆
㊱煙灰缸
㊲小寶寶
㊳蠟燭
㊴栗子饅頭
㊵救護車

把資訊貼在「定位」上

在記憶法誕生的希臘時代。

據說辯論家們將自己要演講的內容全部圖像化，並把這些圖像貼在帕德嫩神殿的柱子上，藉此記誦（說是這樣說，但其實不是真的貼了什麼東西，而是在看到帕德嫩神殿的柱子時，對那個人而言，看到的是自己在想像裡貼在柱子上的演講內容）。

按《記憶力全史：記憶女神的盛宴》（講談社，暫譯）這本綜合闡述記憶法歷史書的說法來講，這種用來放置記憶的地方（記憶位置）便稱為「定位（Locus）」。譬如對希臘時期的辯論家來說，帕德嫩神殿的柱子就是一種

「定位」。

這些「定位」愈多，就有愈多地方可以貼上要記憶的對象，因此似乎會有意識地創建很多定位出來。

說到記憶位置，也許各位會認為像帕德嫩神殿樑柱一樣有權威的東西比較適合，不過因為定位像是一種喚醒記憶的鑰匙，所以拿什麼來當定位點都無所謂。

手指記憶法

但前提是，它基本上是一個「有形」的東西。

常用的例子是我們自己的身體。尤其手跟腳指頭相當好用，十分推薦。

用指頭來當定位的方法叫「手指記憶法」。

做法如下：

1 先幫手指編號，讓它們變成定位點：大拇指是一，食指是二，中指是三，無名指是四，小指是五。

2 把想記的東西分配到每隻手指上。

Ex：假如要記的是香蕉、鬃刷、腳踏車、刀子、領帶這五個東西，那就在拇指上加一號香蕉的圖案，食指上是二號鬃刷，中指是三號腳踏車，無名指是四號刀子，小指則是五號領帶，像這樣把所有物品的圖像貼在各根手指上。

3 看著每隻指頭，同時反覆想像自己分配上去的東西。

Ex：看到大拇指就想起一號香蕉，看到食指就想到二號鬃刷，看到中指就想到三號腳踏車，看到無名指就想起四號刀子，看到小指就想五號領帶。

4 直到一問「一號是什麼」就會去看「一號」的拇指，並想起「香蕉」為止就行了。

在培訓課上，我會實際讓學生做這個練習，只要做一次，短時間內都可以將貼在定位上的東西回想起來。

僅僅是擁有定位點，這些東西就能深深印在腦海裡。

在需要大量記憶的考試，或是記憶法錦標賽之類的狀況下，大量保留這些定位點肯定很有利。

特別在要背的東西有好幾個，而且必須從裡頭挑出「第幾號是什麼」的時候，這種記憶法將發揮絕對優勢的功力。

事先想好自己需要的定位點數量，再決定要定位什麼東西應該是個好主意。

也許在體感上還不足以說服各位，不過我認為這種手段沒辦法馬上就用得很習慣，所以還請務必每天開始用一用「手指記憶法」，嘗試體驗一下「就算不努力，資訊也不會從腦中消失」的感受。

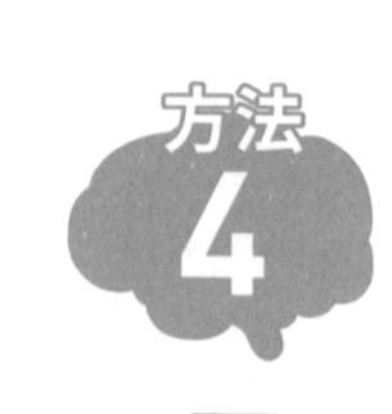

「拆解」眼前的問題

以人腦的機制來說，當一個人判斷目前正在處理的任務「很難」或「太勉強」時，有可能是因為任務對象範圍抓得太龐大的關係。

然而，既然是「龐大」的東西，就代表它是由許多元素組合在一起的。**只要「拆解」目標對象，那麼不管看起來有多艱難，它也一定會變成你所能處理的數量和大小。**

我稱之為「拆解法」。

舉例而言，假設現在必須把超過三百頁厚的教科書全部背起來，並且融會貫通。

在看到這本教科書的同時，說不定你會想「這種東西不可能背得起來」，並且感到退縮。

的確，一口氣把它全部背起可能很困難。但要是一天背五頁如何？這樣就能用六十天，也就是兩個月把它全部背完。

也許你會認為只背五頁沒什麼，不過「百分之零」跟「百分之五」的差距可是無限大的。

若單單畏懼退縮然後什麼也不做的話，無論過了多久都還是會維持在一百，始終是個巨大的敵人；但在前進一、兩步時，看的方式可能完全不同。

而且，只要一點點累積到一半，剩下的一半就會以熟練的速度一下子飆升上去。完成一半任務的你，會比剛開始做以前的你還要能幹，所以你的工作效率會更好，同時只要工作量過半，人腦就會神奇地感到「只剩一半了」。

這種「拆解法」不僅在記憶時很實用，在其他各式各樣的狀況上也非常好用。在工作或家事壓得你喘不過氣時，如果把該做的事情拆解開來再個別擊破，就能夠冷靜處理事情。

每當遇到必須專心投入去做的事情，養成第一步先考慮能不能拆解它的習慣。爾後請你建立一個小癖好——在實行並完成一個小任務時，開心地說聲「耶！」。

只要能充分活用這套「拆解法」，即使碰到陌生的文字、專有名詞甚或是英文單字，也都能順利記住。

以前名嘴兼搞笑藝人組合PACK'N MACK'N的派克（PACK'N）曾到我家來玩。我跟他是打桌球的朋友，有次我們聊到我在做記憶法教學的工作，他聽了問我「真的什麼都背得起來嗎？」我回他「那當然」。

於是他就拿出手機上網並振筆疾書。寫好遞給我的紙上，寫著三十個聽都沒聽過的非洲小國首都。

「這種東西也記得住嗎？」

對著這些既不熟悉，也沒畫面的詞彙，我瞬間有點不知所措，不過身為一個大腦活用術的教學者可不能退縮。所以我回答「當然記得住啊」，然後請派克幫我唸一遍首都名稱。

等我只聽一遍就完全記住並覆誦後，派克感動地說「Unbelievable（真不敢相信）！」並對我深信不疑。而且他還倏地一臉認真問我「你到底是怎麼做到的？」我便當場教他採用「圖像記憶法」、「拆解法」跟「定位記憶法」的記憶技巧，隨後他在不到二十分鐘內就把先前那些首都名全部牢記在心了。

雖然我知道他哈佛畢業，人很聰明，但這還是讓我嚇了一跳。

順便一提，要記憶一些沒聽過的東西，大概是這種感覺：

比如說，有個名為賴比瑞亞的非洲國家，其首都叫「蒙羅維亞」，這時我腦中浮現瑪麗蓮‧夢露一邊吃尾牙一邊大喊「來賓請掌聲鼓勵！」的畫面。然後在聽到賴比瑞亞的當下想起夢露和尾牙，於是得以答出：「蒙羅維亞！」

如果用慣這套方法，那地名跟人名都還只是個開始，連藥名等醫學用語、法律用語，或是好幾百種葡萄酒名，以及資訊科技相關的名詞和化學式等等，總之不管是什麼東西都能馬上印入腦海。

尤其是對英文單字的背誦非常有效。可以讓人在一天內記住以百為單位的單字量。

拆解法正是一項強力武器，可解決連同記憶力在內的各種問題。

方法5 要永久記憶，必須「真正理解」

我想，學生時代曾經歷過名為「為考試而學習」的填鴨式教育的人應該很多。

我也是其中之一。

然而，**以大腦的機制來說，「填鴨」的學習方式根本一點意義也沒有。**

就算這些資訊可以被瞬間留下，但也很快就會煙消雲散。這就是我們明明以期中考、期末考的模式階段性的讀書，但一到關鍵的考試時，卻陷入必須重新學過之窘境的原因。

在填鴨式的學習中，由於最後無法歷經千辛萬苦抵達「原來如此」的通達境界，對大腦而言不會成為足以穩固記憶的有效刺激，所以記憶也留不下來。

舉個例子：數學公式。

常有人問我數學公式要怎麼背，我總是答道：「數學公式並不是拿來背的」。

雖然問問題的人一臉訝異萬分，但我真心認為「公式不是單純背誦的東西，它只有在能自己解釋來龍去脈的時候才有意義」。

把公式當作「就是這樣的東西」，僅僅將其視為一條規則死記硬背，而且會套入數字計算——就算這麼做，也只是表面上的知識而已。一旦問題的性質有所改變，便將束手無策。

「因為這個理由而變成這樣」，如果像這樣搞懂公式的含義，使自己可以跟別人解釋公式形成的原因，那麼這些資訊就能抵達大腦深處並融會貫通。只要融會貫通，就能有效應用，還可以應對各種千奇百怪的問題。

單單記住公式本身沒有任何意義。公式這種東西，要歸納到足以向旁人說明的程度，藉此輸入大腦裡，使其成為可運用的資本。

任何公式都是某一個人為了描述存在世上的特定現象所研究整理出來的東西，因此只要徹底分析，就能追溯到它最根本的原理。

當然，大概沒幾個人可以光憑自身感覺來解釋愛因斯坦的相對論。不過大多數的公式——尤其是那些會在考試中出現的公式——都必定能夠透過努力找到它的根基。

寫下適當的算式，別去為答案正不正確而一悲一喜，而是去追求一個過程，看看自己能否將解出正確解答的每個階段全數解釋給其他人聽。

這一點不止數學，無論任何學問皆是如此。

在我進行記憶訓練的時候，我的學生經常會把課本跟參考書帶來，問我怎樣才能把表格或文章記起來；不管問題是什麼，我都能當場立刻解釋給他們聽。

雖然學生們頗為驚訝，但其實我做的只是觀察他們給我的表格或文章的結構，然後思考它「為什麼會這樣表現」的「因果關係」，了解之後再傳述出去而已。

說到默背，應該很多人會想到反覆將文章印入腦海的畫面吧？

像是「誦經」一樣，不明其義地重覆誦念，最終讓自己默默將其背誦起來，這也是「默背」。我小時候還曾一味死背百人一首過，當時連它是什麼意思都不知道；但這種「不明究理的默背」會對大腦造成相當大的負擔，而且還會帶來厭惡感，產生一種背不太起來的狀態。

要讓大腦可以好好記住資訊，不能不拿「理解」來當根基。如果既有「理論上的理解」又有「情感上的理解」，效果就會非常好。所謂「情感上的理解」，指的是同時兼具圖像和感情兩邊的情報。

「喔喔，原來如此！」只要像這樣領會其義，頭腦跟內心就能感到清爽舒暢。大腦最喜歡「舒適愉快」了，所以它會把令人開心的事情牢牢記在心上。

「原來是這樣，我明白了！」擁有這種感覺十分重要。若是無法產生這種感受，那麼相關資訊便無法真正放入腦中。

大部分的學問都是某個人全神貫注投入所確立起來的東西，有的是為了解讀世界上的真實，有的則是為了留下自己身為人類的理想狀態或當下的情感。

任何事的核心部分都有「人」的存在。

不管是「理論上的理解」也好，「情感上的理解」也好，都是透過導出該理論之人的心情、抑或體現該情感的人的心情所看見的景象。在詢問來龍去脈的同時學習，也許看似繞道而行，但這種方式才是能一下逼近事物核心，並且將這些資訊銘刻於心的陽關大道。

為使各位感受一下「理解」的重要性，我先來介紹一下日本名校灘中學與灘高中的國語名師橋本武老師的故事吧。

橋本武老師雖在二〇一三年去世，享壽一百零一歲；但他在二戰以前就已踏入杏壇，執教國語課程。

而從戰爭結束後不久的一九五〇年開始，他開始負責教新生，以此為機，他心想「希望我上的課可以讓學生一輩子都記在心上，成為他們生存的糧食」，於是除了教科書以外，他用三年的時間帶著學生讀完一本名為中勘助之作家所寫的小說《銀之匙》。

橋本老師選擇《銀之匙》作為教材的原因，似乎在於：第一，這本小說文筆優美，連夏目漱石都讚嘆不已；第二，其對日本明治時代的情境描寫真實細緻；第三，主角是一位十幾歲的少年，學生容易帶入自己的感情；然後最後一項是，因為它原本在報紙上連載，所以段落區分清楚，上課時方便處理。

《銀之匙》這本書總共大概兩百頁左右，但總之橋本老師投注三年的時間，逐字逐句地徹底深掘其義，考察並解說「為什麼這個作者會寫出寫這樣的文章」，精闢到讓學生們可以完完全全對主角所經歷的事情感同身受的程度。

結果，他的學生對《銀之匙》的理解非常深入，同時隨著理解的加深，學生也學會了面對與享受文學作品的方法。

其成果是，儘管橋本老師剛開始進行這種授課方式時，灘中學和灘高中還不是升學名校，但轉眼間它就成了一間連續出現多位學生考上東大的知名升學學校。

我不清楚光靠橋本老師一個人的力量，是不是就讓灘中學和灘高中成了一間數一數二的升學名校，不過不難想像學生在國語考試所需的閱讀力跟解說力上已有長足進步。

若問那些出身於灘中學跟灘高中的的東大畢業生，「在灘中學或灘高中上課時，印象最深刻的課程是什麼？」的話，據說大半的人第一時間都會回答橋本老師的課。由此可見這堂課在學生心中留下的痕跡有多深切。

畢竟人所理解的內容，會深深刻在腦子裡。

如果要記住一些事物，應該有很多人會認為直接硬背更快也更有效率。我很了解這些人的心情，因為單純將東西放入腦中的工作非常簡單。

然而，這只不過是短暫停留大腦的「短期記憶」而已。若要將知識當作自己的力量去掌握，非得讓它變成「長期記憶」不可。

即使多少會多花一點時間，但若按照理解原理並由衷認同的步驟來走，以結果來說，將來也就不會發生「不小心忘了所以重背好幾次」，或是「明明記得卻無法實際運用」之類的狀況。

不要「去背誦」，而是「去理解」，意識到這點再致力學習，才是真正的鑽研和掌握知識。

方法6 激起你的「成功情感」

大腦的運作會依感情的豐沛度而產生大幅度的變化。

譬如「用功讀書」的行為會伴隨一定程度的痛苦和辛勞，這點我們無可否認。

可是，**人類負責掌控記憶的大腦皮質有一個特徵，是每當知道原本不知道的事情，或是做到原本做不到的事時，大腦會將痛苦與辛勞看作是一種「痛快」感。**

也就是說，只要儘早把學習變成一種「痛快」的狀態就好了。它的做法十分簡單。

就是好好將目光放在自己做到的事情上，像是記住了什麼事情、解決了某個問題、做到以前都做不到的事情等等，不管那是多微不足道的成功都無所謂。

要是決定「把十個英文單字背起來」，等到真的記得住十個單字時，就說「太好了！」、「我真棒！」，好讓自己腦中確實感覺到「痛快」的情感。

假設現在必須記住一千個單字，那麼就算記了十個，也還剩下九百九十個。如果抱持著「必須得背」的義務感，就會變得很艱苦；但若能因「記得十個單字」而感到欣喜，連帶藉由後面九十九次的「太好了！」、「我真棒！」的話語來讓大腦感覺到快感的話，就會忽然湧現繼續做下去的幹勁。

理解與掌握和「痛快」之間的關係，將給大腦帶來深層的影響。「痛快」的情緒不只出現在達成目標或成功之時，在理解一件事物的時候也能感受到它。尤其是在融會貫通的瞬間，更能明顯感覺到那種令人心情舒暢的「痛快」感。

突然明白自己以前完全不懂東西的體驗，一般便稱為「頓悟時刻（Aha-moment）」。這是一項由德國心理學家卡爾・布勒（Karl Buhler）所提倡的心理學理論。以大腦學者茂木健一郎老師為首的諸多腦科學家，均介紹過這項理論的成效。

從前我在跟茂木老師交談時，也曾聊過這個「頓悟時刻」。

根據茂木老師的說法，「頓悟時刻」是一種「在啊的一聲頓悟的瞬間，突然感覺自己變聰明的體驗」。

此外，我們可多次在日常生活中體會到「頓悟時刻」。

無論對什麼事都懷抱「為什麼會變成這樣」的好奇與關心，並嘗試帶著疑問詳加調查。然後，在自己抵達領會到「原來如此」的境界時，心中便會湧上強烈的快感。

請先從今天開始，在記住一些小事或解決了什麼問題時，不論是多微小的成功，也要有意識地在腦中以「太好啦」、「原來是這樣」來觸動你的成功與喜悅感。

這個習慣將改變你的人生。

在「輸出」的同時記住資訊

在培訓等課程上聽過學生的發言後，我發現很多人認為，學習或背誦的效果會因知識「輸入」方法不同而有所差異。

「總之先輸入進去，等到考試要求寫答案的時候再輸出就好」他們這麼覺得。

這種看法不一定錯，但事實是「只有在輸出的時候，資訊才會初次輸入腦中」。

以前在美國普渡大學教大腦相關學科的卡皮克博士（Jeffrey D. Karpicke）其實做過一個很有意思的實驗。

他給華盛頓大學的幾名學生出了一個作業，要他們「記住四十個斯瓦希里語的單字」。選擇斯瓦希里語的理由，是因為這種語言對所有學生來說都很陌生。

一開始他會給全部的學生一段時間背誦這四十個單字，當然，是所有人同時背誦。

接著他把學生分成A、B兩組進行考試。

面對A組的學生時，只要他們錯一題就從頭重考。

另一方面，B組的學生則是在答錯時把錯誤的單字記起來，收集完再重新測驗這些錯誤單字。

反覆進行之後，A組的學生跟B組的學生都在一天內把這四十個單字全部背起來了，但在一星期後分別考試時，卻發現A組學生的答案正確率是百分之八十，而B組學生卻僅止步於百分之三十。這令B組的學生們相當驚訝。

在這個實驗中，A組跟B組的差異在於資訊輸出量。

如果不隨時將自己記住的東西輸出的話，記憶就會消散殆盡。

羅馬哲學家賽內卡（Lucius Annaeus Seneca）曾言「教別人東西是自我學習的最佳良方」，另外也有句話說「教學相長」。

作家遠藤周作在決心前往法國留學時，似乎曾得意洋洋地將大學上課時學到的法語直接拿來教同年級的學生。他說這麼做讓他「讀法語讀得很有趣」。

相較於單純的輸出，「授於人」的輸出既能為了傳達給別人而整理手邊資訊，又能真摯面對自身所學，因此頭腦更能不斷吸收知識。

也就是說，「教得好的人」會成為一個「學得好的人」。

事實上，我在聽別人說話或讀書時，都會有意去想這些內容可以告訴誰。另外，我也會幻想一個虛擬的人站在面前，實際對他上課。

也許有人覺得太誇張，但擅長讀書的人有相當大的比例會實行這種虛擬授課法。

我所力薦的輸出方法

1. 試試自己一個人的虛擬授課
2. 聽別人説話時，直接重複對方説的內容
3. 向別人訴説讓自己理解或感動的經驗
4. 實際開口説出自己必須做的事
5. 實際體會自己所理解的內容
6. 用三分鐘將自己讀過書的內容説給別人聽
7. 實際去做一個書裡觸動自己的內容
8. 覺得別人的行動很棒的時候，自己也實際做做看
9. 恍然大悟的時候，就用手機記錄起來，只有關鍵字也沒關係
10. 在部落格、社群網站或電子報上公開自己學到的內容

說到用功學習就會想到，我大學一個成績非常好的同學會一邊在房間裡走來走去，一邊對著空氣講授自己正在學的內容，同時也會加上一些手勢或動作輔助。

一邊輸出一邊記憶的方法，不僅在要背誦的科目上很有效果，對數學等必須思考的類型也有非常大的幫助。不要只寫算式，而是用語言和文章從頭到尾描述一次難題的解題過程。

這麼一來既可以理出邏輯，又可以把這個問題裡裡外外全都弄懂。

我過去曾在經營之神松下幸之助老先生身上學會理想的做人方式。每當我把我學到的這些傳授給別人時，都會發現我心底對這些內容又有了更深一層的了解。

此外，在現實生活中遇到同樣的事時，「喔喔！原來是指這個。」像這樣有更真實體會的情況也屢屢發生。

輸出亦代表著，這些內容會在自己說出口的同時轉化成真實經歷。

在想要記誦什麼的時候，請你養成習慣，不要只有輸入，也要把重點放在輸出上，透過說出口或告訴別人來將資訊穩穩留在腦袋裡。

有意識地在適當時機「反覆記憶」

「重複做才記得起來！」這是古今中外流傳下來的真理。

我也日漸感受到它的成效與重要性，並在培訓上課時告訴其他人。

但是，**沒頭沒腦的去反覆記憶也是背不起來的**。

必須抓住重點，有效的重複練習才行。三項要點如下：

1 反覆的時機

目前已有許多關於反覆練習效果的研究，其中最有名的是德國心理學家艾賓浩斯（Hermann Ebbinghaus）的實驗。

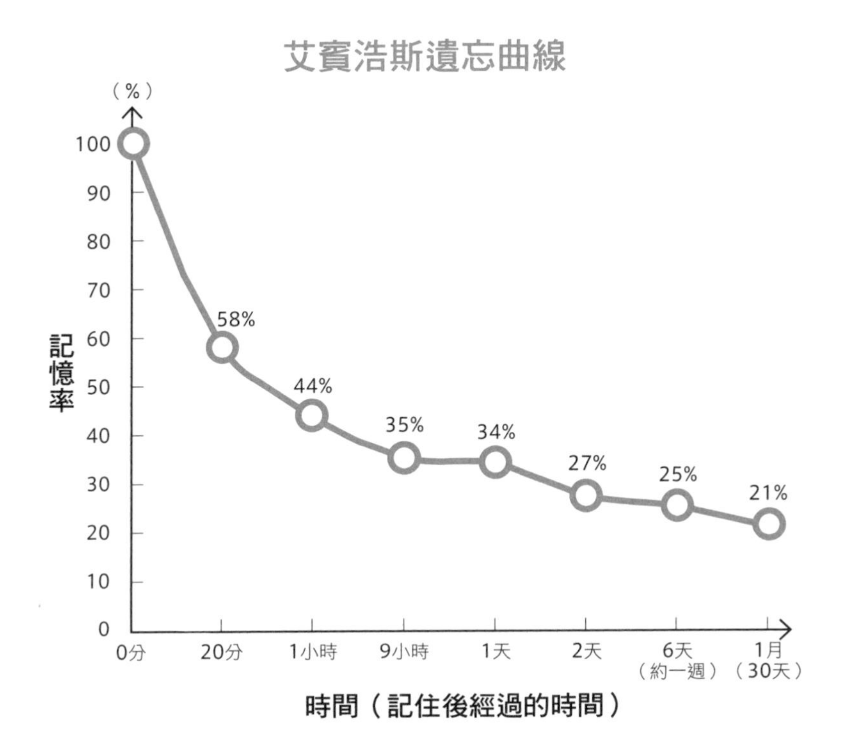

◎反覆背誦的時間愈早，重新記憶的時間就愈短

「記憶率」表示縮減再次充分記憶已記住的內容的必需時間（或次數）的比率。

據艾賓浩斯的研究來看，20分鐘後記憶率為58%，1小時後記憶率為44%，9小時後記憶率是35%，1天後是34%，2天後則變成27%，6天後記憶率為25%，1個月（30天）後的記憶率則是來到21%。

艾賓浩斯博士讓受試者背誦由三個字母排列組合且沒有意義的音節，調查這些內容隨著時間經過會被忘卻多少，以及依反覆記誦的時機所恢復的記憶量差異。

這項實驗的結果有很多種解釋，不過可確定的是，人會在轉眼間忘記自己記住的資訊，而恢復記憶則與時間的經過息息相關。

有一種學習法叫「ＤＷＭ階段式複習法」。

意思是，在一天後、一週後和一個月後進行一共三次的複習，好讓大腦牢牢記住這段記憶。

當然這也是一種標準，但我認為就算有盯著學生的狀況，複習的節奏還是要隨個人情況調整為好。

只不過，有一個時機點是絕對不能錯過的。

那就是——上完課的當下。

「因為在上課的時候聽不太懂，所以回家後再把它讀懂」，雖然有些人會

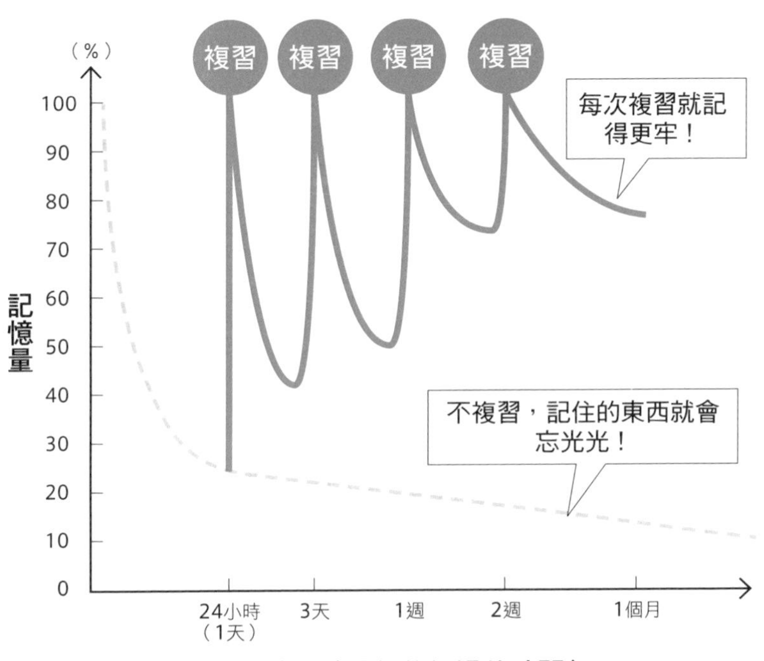

◎記憶的穩固度會因複習的時機而改變

DWM複習法顯示出不同的複習時機點可防止多少記憶的忘卻，又是否能夠讓記憶更加穩定，形成長期記憶永存於心。

DWM 指的是——
D ＝ 隔天 （Day）
W ＝ 一週後 （Week）
M ＝ 一個月後 （Month）

這麼想，但這種做法錯得離譜。

如果馬上複習還不懂的話，就要當場問老師。上課聽不懂的東西，之後再複習也一樣搞不懂。

不管是讀書、運動，甚至是茶道、插花的學習都一樣如此。

2 反覆的次數

反覆練習的次數並非愈多愈好。會這麼說，是因為即使去複習暫時學透徹的東西，也幾乎不會知道自己有沒有在進步，或是「遞減法則」是否有作用。

舉例而言，在用英文學會「蘋果」這個單字時，應該會瞬間明白它指的是「APPLE」；因為它已經完全被我們記住了，所以不用重新反覆背誦它。

此外，雖然一般會以為剛學完的當下是記性最強的時候，但實際上，目前已知的一個有趣的原理指出：記憶會在剛學完後過一段時間才穩定下來。

這種情況稱為「追憶現象（Reminiscence）」。

據說在記憶沒什麼意義的單詞組合時，要在背完的幾分鐘後才能牢牢記起來；在運動或音樂等身體有所行動的時候，則需要經過幾天或更長的時間才有辦法讓記憶扎根到大腦裡。

前者名為沃德．霍夫蘭德現象（Ward-Hovland phenomenon），後者叫做巴拉德．威廉斯現象（Ballard-Williams phenomenon）——我自己就經常在學音樂時體驗到後者。

明明練習了好幾次卻做不好，但稍微休息一下再練，就會發現之前覺得難得不得了的地方竟不難做到。

我會演奏鋼琴、篠笛和薩克斯風，偶爾會辦幾次演奏會；因為自己有專業管弦樂團，所以每年會當一次指揮。在指揮貝多芬跟柴可夫斯基的交響樂等曲子的時候，我反覆練習了好幾次。一開始的時候當然不太行，不過之後在某個瞬間又突然辦到了。在那之後「做得到」這件事彷彿呼吸般自然，前面做不到的樣子就像假的一樣。

這是很神奇的一種體驗。說到底，這時的要領是專心投入其中一段時間，隨後也要有一段可以充分休息的時間。

這麼一來，腦中某個突觸的迴路就會喀鏘地接在一起，然後讓這件事得以實現。

我相信「只要繼續做，就一定會出現追憶現象」，然後再努力練習。因此就算現在這個瞬間做不到，我也可以繼續做下去，不會焦躁難耐。

親身經歷過這種追憶現象的人，會感到自己又更上一層樓。

那種感覺非常令人愉快，同時還伴隨著眼前迷霧一掃而空的爽快感。

各位在說英語的時候，有沒有遇過這樣的體驗：至今為止拚命去聽也聽不太懂的內容，突然某一天放鬆下來時竟聽得懂了——類似這樣的經驗也是追憶現象的一種。

我過去曾以交換留學生的身分長住美國密西根州一個名為安娜堡的城市。

人類的進步會分階進行（追憶現象）

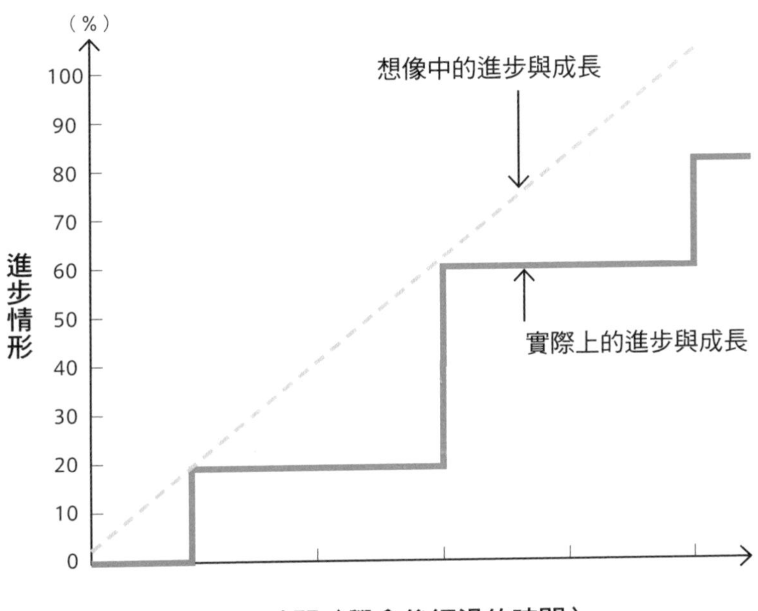

◎人類的能力並非直線提升

「做得到」的瞬間會階段性到來，不斷重複這個瞬間便能真的做到。

有一次我在密西根大學的學生餐廳跟教授們說話時發現，自己突然聽懂了那些以前使出渾身解數去聽也無法理解的英語，讓我可以拋開壓力自在對談。從那以後，就算我不絞盡腦汁也一樣能理解對方的意思。這是一個相當不可思議的經驗，不過這也可以說是一種追憶現象吧。

人類的進步是階段性的。所以儘管乍看之下遇到了瓶頸，也要在心裡想著「現在是大腦儲備先前潛在資訊的時候，過後我一定做得到」，讓自己可以繼續前進，不中途放棄。

所有的學問都會有這樣的一瞬間到來，讓人忽然感覺到足以一掃眼前迷霧的進步，掌握到昨天以前還無法理解或不明白的事情。

3 反覆的深度

以人腦的特徵來說，大腦有個習性是：只要持續做同一件事或持續使用同一樣東西，就會感到厭煩。

「已經讀完一遍了，很夠了吧」說著說著就換了一本新的參考書。有時讀一讀沒遇到什麼令人眼睛一亮的變化，就算正在做的參考書或題庫只剩下四到五成沒做，也會想「是不是還有更好的參考書啊」，然後換成別的參考書。我覺得應該會有在準備考試時遇過這類經驗的人吧（恐怕新買的參考書最終也是面臨同樣的命運）。

只有用適合自己的參考書或題庫時才有辦法專心，而且也會取得更好的結果。這種想法的確是有它的道理在。

但是，要讓記憶變得可靠，讓它深深扎根於腦袋裡是非常重要的。

若想做到這一點，就必須不斷、不斷地重複去做。透過這種方式，記憶很快就會變得確切、深刻又忘不掉。

以準備考試來說，與其受到「搞不好有更好的參考書」的猶豫不決折磨，不如讓自己信得過的人推薦自己參考書就好，不是嗎？之後再徹底反覆閱讀自己選的參考書，讀到對裡頭寫的內容滾瓜爛熟，不管問什麼都能馬上回答出來為止。

確認資訊是否深植你的大腦是非常簡單的事。

比如說，若是要確認自己是否熟讀了某個英文單字，只要看到單字後可以在一秒內想起單字的意義就行了。假使會陷入思考，去想「咦……這單字是指什麼意思來著……？」的話，那就表示記憶的深度還不夠。

然而有一點希望各位留意，那就是：「明白單字意思」說的並非「能用中文解釋單字」，而是在看到那個單字時，可以想像出代表那個單字的畫面。因為學英語要學「英語本身」。

人能瞬間回想起自己牢牢記住的記憶，這些記憶已成我們身體的一部分。

以上所說的便是使記憶力突飛猛進的重要關鍵。

最後我想講一個故事。

以前我在《科學》雜誌上做過一個很有意思的實驗。

我讓兩百名學生閱讀一篇文章，並在一定時間後檢查他們還記得多少內容。

學生們被分成三組，各自以下列方式閱讀文章：

A組只讀一、兩遍文章就收手。

B組反覆讀個十次左右。

C組讀幾遍文章都無所謂，但是要細細咀嚼內容，整理成一篇心得文。

你覺得結果如何？

當然，不用說，只讀一、兩遍的A組成績一定是最差的。

Ｂ組因為重複讀了十遍左右，所以很有自信能拿第一，但結果卻是Ｃ組以壓倒性的差距贏得冠軍。畢竟他們在寫心得的同時也把自己的思路理順，所以能充分理解文章並將它背起來。

我想各位應該注意到了，在這個實驗裡奪冠的Ｃ組，他們就是善用這一章所介紹的八個祕訣才能取得好成績。

還請各位務必要將這「八種方法」融會貫通，用自己的方式歸納並試著對別人說說看。

想必各位一定會有一個異於往常的記憶體驗。

第4章

透過專注力改變「腦力」的成效

1 專注力會大幅改變人生

到目前為止，我們已經談了很多有關記憶力的話題，各位覺得如何呢？

透過整理腦中資訊和掌握記憶技巧，大大提升記憶力。

不過，要聰明用腦，還必須具備能發揮記憶裡之資訊的能力。

那就是——專注力。

無論你運用自己學會的技巧記住多少東西，一旦無法在適當的時間發揮出它的優點，就完全沒有意義。

比如說，考證書。

就算拚命硬塞知識到腦袋瓜裡，只要不能在考試時間內把答案寫在答題紙

（答不出來的話），那不管多努力讀書也一樣考不上。我認為讀書十分重要，而且也會對未來的人生很有幫助；但是，如果是為了考上證書而讀書，結果導致自己在考試時無法發揮，那再怎麼努力也是枉然。

在自己認定的關鍵時刻，好好發揮自己所擁有的力量到極限。這就是專注力的功用。

那麼，當聽到要集中注意力時，各位心裡會浮現什麼樣的畫面？你想像的情境，是不是皺著眉，對單一事物認真努力的模樣呢？

但是，要專注，不一定非得努力不可。

因忘記時間而沉浸其中，結果產生非凡成就，這樣的經驗你曾有過嗎？研究這種心理狀態的，是提倡所謂「正向心理學（positive psychology）」的美國心理學家米哈里．契克森米哈伊（Mihaly Csikszentmihalyi）。

他先把專注狀態定義為「全心全意投入在目前所做的事上，完全注意不到其他事物的狀態」，並將其命名為「心流狀態」。

進入心流狀態後，就會出現「喪失自我」和「時間加速」的狀況。所謂的「喪失自我」，意指正在做事的自己與目標對象合而為一；「時間加速」的意思則是會感覺做這件事的時光於不知不覺間流逝掉。

當這種心流狀態達到高峰時，就會進到「化境」或「神馳」的境界。

人稱日本打擊之神的前職業棒球選手川上哲治以前好像說過「球看上去停止了」的話。事實上，球速超過一百三十公里的球不可能看起來會是靜止的，他會這麼說，是因為他進入了這種幾乎能改變時間流速的狀態。

只不過，心流狀態並不能保證結果的成功。

若意識到「進入心流狀態一切都會成功」，反倒會讓自己進不了心流狀態。終究還是得「一心一意」地正視自己要做的事，才能藉此產生令人滿足的成果。

愈是專注，大腦運轉就愈積極，結果也會愈來愈好。

聚焦於一點可提升成效

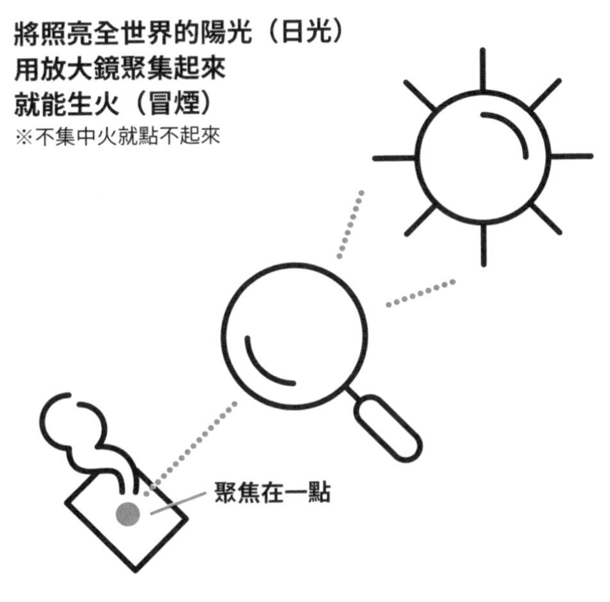
將照亮全世界的陽光（日光）
用放大鏡聚集起來
就能生火（冒煙）
※不集中火就點不起來
聚焦在一點
如果鎖定目標於一點（專注），
就能發揮更好的效果

專注力可說是一種「在能專心的狀態下（專注狀態）所創造之力量」。

雖說專注力中有個力字，但它並非透過外在力量施予，而是要藉由掌握訣竅來發揮。

在這一章裡將會講述一些訣竅，使各位能有意識地將專注力運用自如。只要能隨心運用專注力，做事時就不會錯過正確的時機。另外，就算有一些自己過去認為不可能的事或曾經想做的事，也可以專心致志地投入其中，讓自己在更短的時間內實現它。

若能自由自在地控制專注力，人生將會產生巨大的轉變。

接著便來聊聊增加專注力的九個技巧。

2 從「我想做」開始

人在要開始做一件事時，大多出於兩種動機。

即「主動動機」和「被動動機」。

在自己帶頭投入的「主動動機」下，比較容易出現專注狀態。

像我自己，我的興趣是打桌球跟聽音樂，每當做這些事時，時間一眨眼就過了。

另一方面，當動機是受到別人的要求或指示才努力的「被動動機」時，就不會有這種現象發生。這是因為自己被義務所籠罩了。

在義務的壓力下做事，不但效率降低，也可能因連續出錯而浪費時間。

因為「好麻煩」的意念使大腦的運作停了下來。

就算是基於「被動動機」而做的行動，只要帶著「好，開心起來吧」的心情去做，就不會出現任何問題。即使不知道自己是不是真的開心或高興，但「想做」的意識可以讓大腦將自己的心情解讀為「痛快」，並開始運轉。

儘管是為了打開頭腦的開關，不過在執行別人拜託的事時，還是要以「請讓我來」的想法來承接工作，好提高自己的專注力。

學生時代，就算只是學校例行的運動會，也曾在熱衷接力或拔河比賽的練習時，感到「加油」跟「想贏」而認真投入，勝利時則打從心底高興起來……像這樣的經驗，不曉得各位是否有過呢？

綽號堀江A夢的堀江貴文先生之前講過一個他因LiveDoor事件（譯註：一件財務報表造假醜聞）入獄時的有趣經歷。

對他來說，每天不斷重複執行黏貼信封之類的單純工作非常痛苦。

有一次實在太無聊了，於是他決定「來設計一下該如何在同樣的時間內貼完最多信封好了」，並在各種嘗試之下有了自己的目標。聽說一有了目標，那項工作就突然變得有趣了起來。

從旁人的眼光來看，他貼信封的動作跟之前一模一樣。

然而實際上卻是大相逕庭。

以結果來說，堀江A夢最後貼信封的產量似乎比平均的三張還多三張。

換言之，即使是別人要求或安排你做的事情，只要主動把它變成自己想做的事就可以了。

例如在因「不得不做（被動動機）」而投入時，請閉上眼睛一分鐘左右，先思考自己為什麼要做這件事，或是做了這件事會有什麼好處，想好做的理由再開始動手。這樣一來，自己的心情就會跟著開朗，並養成一種邊想像事情做完時的爽快感，邊動手去做的習慣。

3 比起結果，更重視時間

在投入做某件事時，大致上可分為重視時程的「於這段時間內做完」以及重視結果的「做到可以為止」兩種。

要引發專注狀態，只選擇其中一種是不夠的，必須同時意識到「重視時間」和「重視結果」兩者才行。

在因「重視時間」而劃分時段來做事時，無論如何都要在這段時間內專心投入這件事。然後等到時間到了，不管結果如何，都要認為「這樣就好」，並且認同自己的努力。同時要心想「下次從這裡開始做吧」，去期待自己下次的努力，讓這種心情深深印在腦海後再結束工作。

「重視結果」時的祕訣在於，在專心做那件事的時候，要一邊做一邊在心裡刻畫出自己做完時的「快樂」模樣。

依內容的不同，有時很難在時程設定好後再動手執行。

不過如果一開始沒有設定好時間，就會因意志渙散而無法打造專注狀態。

就算這是一件「重視結果」的案子，也要決定好「只要過了一定的時間，就算只做一半也絕對要稍事休息」再去處理。

並不是說長時間投入且沒留意時間就一定不好，但如果不設定結束時間，大腦既容易累，注意力也容易分散，導致無法得到自己滿意的結果。

過去被譽為日本國民教育之父的森信三先生曾說，「無法活用五分鐘的人也幹不了什麼大事」，的確是這樣沒錯。

不管時間有多短，哪怕只有五分鐘，也要去想「我要在這段期間寫一張明信片！」來善加利用。

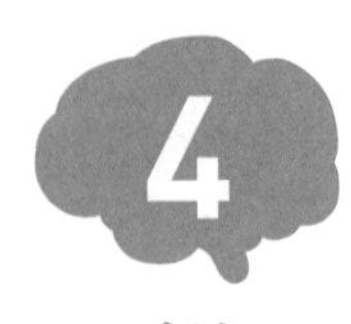

4 鮮明地描繪出達成目標時的自己

做任何事都一定會有目標終點。

我們通常會鄭重朝著這個目標前進。

有明確目標的時候，人會更有幹勁。

不管遇到什麼，重要的是要讓自己的頭腦對成功達成的模樣（願景）歷歷在目。

舉個例子，聽說職業高爾夫選手在擊球之前會清楚看見自己打出去的球的彈道，射箭能手好像也是在搭弓時就能感覺到離手的箭矢被靶子吸了過去；兩者都是對著某個目標擊球或射箭，也就是「目標很明確」。

因此才能浮現自己做到的情景或未來發生的事。

能夠把將來的影像活靈活現地描繪出來以後，腦中發生的畫面跟現實發生的事件之間的界線將漸漸消失。

隨後大腦便會開始採取行動，好讓現實與自己腦中出現的畫面重合。想像的畫面愈是鮮明，產生的興奮感和積極去做的意向也就愈顯豐沛。

從時間軸來看，未來當然會比現在還晚發生。不過我們的大腦會排除各式各樣的障礙，形成自由活動的狀態——也就是先前所提到的「意念的心流狀態」——使現在和未來合而為一。換句話說，實現我們所想的未來，在大腦的認知上是天經地義的事。

反之，若是看不見終點，又或是未能鎖定目標的話，就不知道該專心在什麼地方發揮能力，而且大腦也會因為搞不懂要把目標放在哪裡好，導致注意力分散。連專注都做不到，當然就更不可能進入心流狀態了。

假如你現在正打算嘗試去做某件事，建議你可以把自己在做完的瞬間，即那段時間結束時，得到出色結果的畫面生動地在腦海裡想像出來，即使多少有點勉強也沒關係，只要想像出來再動手去做就好。

設想自己的行動最終會使整件事變成什麼樣子、實現目標時自己會有多高興，**一旦描繪出這樣的畫面再開始做事，那這段實現自身想像的過程也會變得更加愉快。**

當然，由於大腦亦將獲得「痛快感」，因此能有更好的發揮。

就算在開始工作之前因為遙想目標而延遲了幾分鐘，這個辦法仍然效果超群，還請各位務必試試看。

5 用艾維利時間管理法斷絕「繁忙」

一般來說，「繁忙」這個狀態會是什麼樣子，不曉得各位是否有一個明確的認知呢？

大多數的人可能會覺得是「有很多該做的事的狀態」吧。

其實「忙碌」的感覺不一定跟「必須做的事之數量」有關。

正確來說，「忙碌」指的是「在做某一件事時，想到其他該做之事的狀態」。

換言之，即使是身上有十件待辦事項的人，只要他能專心在眼前做的一件事上就不算忙碌。反之，儘管只有兩件該做的事，如果在進行其中一件事時，另一件卻不斷閃進腦海的話，便可說是處於「繁忙狀態」之下了。

本來人類就天生能同時掛念好幾件事，因此腦袋裡裝很多事是很正常的。

那該怎麼做才能讓腦中只有一件事呢？

答案是整理好自己該做的事，讓自己可以心無旁騖地考慮眼前的事情。

要歸納自己該做的事，也有一種方法是創建「待辦清單」並記在紙上，不過這裡我想介紹一個簡單且最有效的任務管理術——艾維李時間管理法（The Ivy Lee Method）。

艾維李時間管理法的規則是，「在完成一項工作之前，禁止進行下一項工作」。這是由一位名為艾維李（Ivy Ledbetter Lee）的美國管理顧問所提出的時間管理法，當時他受某間大型鋼鐵公司的總裁之託，請他協助解決「每天忙到頭昏腦脹」的問題，因而給出了這樣的提示。自那之後超過一百年來，全世界的人都仍在運用這套方法。

利用這套管理法消除「忙碌」感非常有效，降低「繁忙等級」後，便能安心專注在眼前的事物。「艾維李時間管理法」依照下列六個步驟施行：

艾維李時間管理法

1 寫下當天要做的六件事

但是不要寫已經預定好的事情，像是「五點跟某某人工作會談」等等。

為什麼不寫已定案的預定事項呢？因為這套方法的最大重點是：把目光放在「進行某事時，不讓其他事情干擾注意力」和「不緊急但重要的事項」上，以改善自身時間的品質。

2 為寫出的六件事編排先後順序

按自己必須處理的優先順序（先從重要的開始）加上編號。

3 下定決心「在完成一項工作之前，堅決不做下一件事」，並按照寫在備忘錄上的順序逐一實行

在一項工作完成後，對自己說「幹得好！」並在心中有意識地給自己一段感受喜悅與滿足的時間（時間長短都沒關係）。

4 重複進行步驟1到步驟3

5 開心接受那些沒做成的事情，別去後悔

即使六件事裡有兩件事沒做到，也不要引以為苦，而是在心裡想著「這樣就好」並翻過這一頁。

6 給出明天該做的六件事

其中一件也可以是前一天沒做完所留下的任務，把它安排到隔天的第一件工作上。

不過不一定要將它設為最優先的級別。如果把沒做完的事情當作第二天的最優先事項，那麼沒做完的事就會變成日益增加的麻煩問題。

這套方法的重點在於「以一天為單位重置一整天的工作」，因此如果覺得把前一天沒做完的事留到隔天繼續做，對自己來說是有價值的，那把它設成最高優先也沒關係；要是還有其他更有價值的任務，那麼對調一下先後順序也無所謂。

實施艾維李時間管理法時有兩大要點。

首先，在投入當前任務時不要去想其他事情；其次，在完成該項任務時要感到開心喜悅。

迄今為止已有數千人做過我的專注力訓練，大部分的人都藉著這套方法促成了令人滿意的結果。請你一定要嘗試試看。

6 專注力的重點：保存意志力

各位知道意志力這個詞嗎？

想要加強專注力，就要熟練活用意志力。

所謂的意志力（Willpower）就是指「毅力」，這是美國心理學家羅伊・鮑梅斯特（Roy F. Baumeister）所倡導的一種概念。

根據他的著作《增強你的意志力：教你實現目標、抗拒誘惑的成功心理學》（經濟新潮社）所述，意志力是一種「想完成某件事」的意念，由於它並非固定性質的東西，而且有既定的總量上限，所以一用就會減少。

每當決定、判斷和選擇時，都會減少我們的意志力。

等到耗盡意志力後，各式各樣的事情會比平常更容易令人不快，也會更討厭驅使頭腦跟身體工作，變得連下個決定都不願意。

在不得不做出許多判斷時，儘管沒做那些體力勞動，卻依然感到疲勞，而且什麼事都不想做，不曉得各位是否有過這樣的經驗呢？

這也是由於意志力消耗殆盡的緣故。

既然變成這樣的狀態，專注力當然也會非常低落。

必須自覺補充這些失去的意志力才行。

要增加意志力，就代表血糖（葡萄糖）不能不足。

血糖是大腦的主要能源，一項研究表示，若藉由攝取葡萄糖來提昇記憶力，成果表示血糖值愈高愈有效。

透過吃早餐、疲倦的時候吃點點心、加班累壞回家時吃些宵夜，就能改善大腦的處理能力。

培訓腦利全開法時，我會在活動會場放一些巧克力之類的零食。等到休息時間，來參加培訓的學生們大家都一口接一口吃得很香。

他們還說「動腦後就會想吃點甜的耶！」

光從這一點來看，顯示人只要一專心，大腦就會累。

另外，由於意志力會因反覆的「選擇」而減少，因此需要養成不做額外選擇的習慣。

也就是說，盡可能縮減決策執行的數量。

最簡單的方法是——讓每天的行動變成習慣。

譬如連同要穿的衣服在內，前一天就先做好隔天早上的準備。這樣一來早上就不用煩惱要穿什麼、要帶什麼出門，能源也就不會被無端浪費掉。

其他還有：事先決定好平日早餐的清單和要搭的電車等等，從瑣碎的小事開始常規化。

要是一大早就迷迷糊糊地找東找西，意志力便會急遽下降。如果可以什麼也不想地出門，就能在意志力幾乎沒有耗損的狀態下展開一天的生活。

對於每天被大量工作追著跑又精疲力盡的人來說，這種方法將會是非常強力的特效藥。

畢竟它能產生「只要先做好這些就沒問題」的意識。

透過這麼做以後，我感覺大大減輕了自己白天的重要決策和判斷所帶來的疲憊感。還請各位務必試著實踐看看。

7 讓擾亂注意力的東西遠離你的視線

人類的意識會大大受到視覺的影響。

舉例來說，在工作或讀書時，如果桌上有漫畫、遊戲或手機，又或是電視開著沒關，那注意力一不小心就會順勢跑到那些東西上，心想「一下下就好」而稍作休息，結果回過神來已經過了好長一段時間……這樣的經驗，應該也有人有過吧？

大腦最喜歡快樂的事，所以無論如何，比起感到辛苦的事情來說，有趣的事會更讓人分心留意。

若是想要專心一意，就要打造出一個可以專注的環境。

假如預計要工作或用功讀書，那就好好清理一下桌面。最理想的狀況是除了跟接下來的工作或學習有關的東西以外，其他東西全部都移出自己的視線之外。

最大的敵人是智慧型手機。

要是手機是為了之後要執行的任務而放還沒關係，但按照往常習慣把手機放在手邊是不行的。因為對方傳郵件和LINE之類的訊息來時，也不會在意這邊的情況，所以就算設定成勿擾模式，也每次都會被他們打斷專注狀態，結果導致工作或學習毫無進展。

讓桌面上放置的資訊最小化，以創造出一個除了專注工作或讀書以外別無二心的環境。

最近流行在辦公室裡擺一張大桌子，讓員工隨意移動位置工作的辦公室模式。因為是共享空間，所以位置上不會放多餘的東西。這可說是一項非常合理的措施。

另外，有些飯店為了令客人可以全心全意投入學習，甚至做過讓人將手機或電腦寄放櫃檯的嘗試。

——眼前只有要讀的書而已。換句話說，飯店為客人安排了一個只能專注在「讀書」上的環境。雖然我還沒去過那家飯店，不過評價好像相當不錯。

大腦的好奇心很旺盛，因此當資訊進到視線之內或因聽到聲音而使五感有所反應時，就會馬上將天線傾向新資訊。

為了不要發生這種情況，在想專心的時候，就要從把擾亂注意力的東西拿離眼前開始。

打造能專心的環境

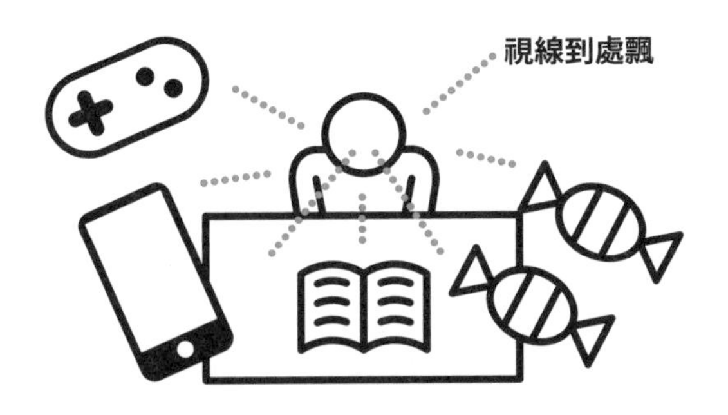

當東西散落桌上各處時，
目光和意識都會變得散漫，
大腦也會因無法專注而使效率變差

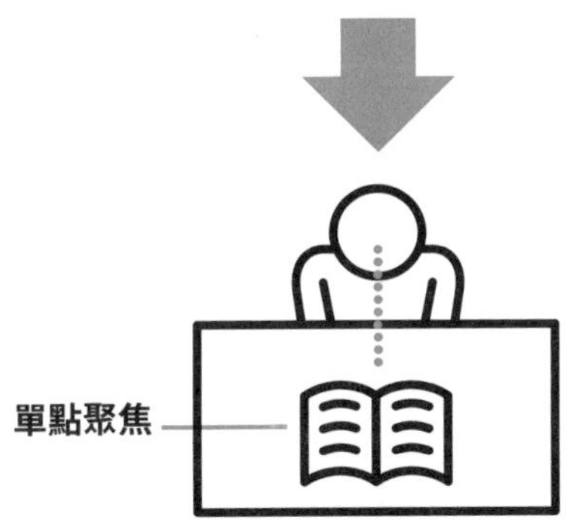

如果桌上只放要執行的事物，
就能聚焦目光及意識，大腦也會因專注而提升運作效率

8 事先確保能專心致志的時段

許多人都有以下煩惱：

電話、訪客、下屬的諮詢只有在自己能專心的時候才會來，迫使自己不得不打斷專注的狀態。

愈是工作能力強的人，這種煩惱就愈是揮之不去。

一旦專注力被暫時打斷，要重新發動專注引擎相當費力。難以回到專注狀態令人焦躁不安，結果可能更無法集中精神。

要想避免這樣的情況發生，就要阻絕那些會妨礙專注狀態的事。

假如有想專心做的任務，那就設定一段不接電話、也不接待訪客及下屬的時間，即使這段時間內有來電，只要不是什麼十萬火急的大事，便兩、三個小時後再處理。若有提前告知對方自己將於什麼時候回撥聯繫，就絕對不會失禮於人。

此外，只須把這個設定傳達給周遭的人，大家也都會予以協助。

即使如此，依然有可能會出現必須現在馬上應對的事。

這時，要有這就是你這份工作的本質之覺悟再去處理，別把它當作是在「打斷你的工作」。這不是引擎熄火，只是瞬間踩了煞車而已，因此你可以輕輕鬆鬆地重新啟動。

為了順利重新啟動，請務必要這麼做：

「我現在正在做……工作，等我回到座位上就從……開始繼續進行。」

像這樣宣告完，再脫離這項任務，只要這樣就好。如此一來，等你回歸這件工作上時，就能順利接上之前的進度。

9 建立例行儀式以順利進入專注狀態

前美國職棒大聯盟球員鈴木一朗在進入打席時，會先挺直腰桿，身體些微後傾，將重心移到後側，右手垂直握住球棒，左手放在右上臂處並輕拉袖子，然後再面對投手，這一套準備動作大家應該都有所耳聞吧？

這是他為了作為一個打擊者專注面對擊球，發揮出最大能力的儀式。

也就是說，只要制定好這套進入專注狀態的儀式，就有可能以自己的意志打開專注的開關。

制定儀式的方法有四個要點：

1 知道什麼時間能進入專注狀態

常有人說「早晨容易集中精神」。因此也有些人會勸人早起。

事實上，工作一天之後疲憊不堪的夜晚時段，會無法專注也是理所當然。

然而，以教過很多人的我的經驗來講，適合專心的時段不一定侷限在早上。根據英國伯明罕大學費斯巧爾德（Elise Facer-Childs）博士的研究，人與人之間有夜型和晨型的差距，而這份差距並非可以靠人為改變的東西。

此外，在吃完飯血液聚集到胃裡時，要達到專注狀態可能相當困難。

請你回想一下過去的自己，找出自己能全神貫注時的時間區段，並將這段時間安排成自己的專注時段。

2 知道什麼環境會讓大腦感覺愉快

去選一個能讓大腦感到舒適愉悅的地方待著吧！

如果三次深呼吸後，發現這個環境讓自己的心情輕鬆起來，意識也不會到處飄，這些所謂能讓內心平靜下來的地方，就是大腦會覺得愉快的場所。

每個人大腦喜歡的地方不一樣。有感覺圖書館好的人，也有認為廁所裡頭不錯的人。

像我就不太會在自己家裡的書房工作。寫文章的話，幾乎都是在每天搭的新幹線上寫，不然就是機場休息室、飛機內，或是我喜歡的咖啡廳的固定座位上。因為比起完全的靜謐，我的大腦在稍微聽得到一點人聲吵雜的地方更會專注。

不要學別人怎麼做，去選擇專屬於自己的好環境吧。

3 了解腦波協調的狀態為何，並為此準備

①音樂

想集中精神時，頭腦的平靜也很重要。音樂對提升大腦專注力十分有效。

人腦有一種傾向：它總是會被各式各樣的對象分散注意力。這時只要聽一

些符合腦波的音樂，就能調整腦波的狀態。

經常聽到一種說法，認為「聽莫札特會讓腦部更加活躍」，但其實不一定如此。另外，也有人說聽自己喜歡的音樂不錯，不過因為會不小心認真聽起旋律，反而妨礙自己集中精神，所以也不能說聽喜歡的歌就好。尤其是有填詞的歌，這種歌很容易引誘我們的意識，因此建議避開。節奏過重的歌也會使心跳加速，不太適合在這時候聆聽。

我試聽療癒音樂「提升專注力音樂」裡的二十首歌後，有聽到三首對實際增加專注力有幫助的歌。

至於要怎麼辨別哪種歌對自己有效，則是要真的邊聽邊工作，看看自己是不是能藉此孕育出專注狀態。我覺得多進行各種嘗試會比較好。

②空氣的溫濕度、氣味

「冷」、「熱」、「悶」、「臭」……這些說不上舒服的環境會讓大腦產生煩躁感，導致效率降低。要多注意空氣、濕度、溫度、氣味等因素。

評論家渡部昇一老師在其著作《知性生活的方法》（暫譯，講談社現代新書）中就曾重點強調過室溫問題，像是對考生而言，房間開冷氣一點也不奢侈，而是天經地義的事等等。

善加運用芳香療法，也能夠給大腦帶來強烈的刺激。

我聽茂木健一郎老師說，可聞到香味的「嗅覺」是唯一能直接傳達情緒（心情波動）的感覺器官，對腦部的活動也有影響作用。聞到香味就會感到幸福，聞到臭味就會感到不快，這些在在說明大腦對「香氣」的感受是很纖細的。

只不過，就算是能讓心情沉靜下來的氣味，只要過於強烈就反倒會妨礙專注力，這一點要多多注意。

4 執行能帶來專注狀態的例行儀式

像站在打席上的前棒球選手鈴木一朗一樣，決定一套儀式動作並予以執行。

譬如我會閉上眼睛一分鐘，深呼吸之後盯著鋼筆前端看差不多三秒，讓大腦調整成除了眼前事物外都不去理會的狀態，再於這個狀態下開始工作。

我想，各位可以試試看自行安排自己的儀式。

平常試著冷靜觀察自己專心時會有什麼小動作也是一種方法。

我還是學生的時候，曾聽英文教授說過。「大作家毛姆（William Somerset Maugham）在寫作寫得不順時，就會開始在筆記本上寫「○」、「×」或「△」。在他這麼做的時候，他的心情會忽然輕鬆起來，出現繼續寫作的衝動」。

感覺不順就很難集中精神。不過我也非常推薦像毛姆這樣，事先設計好一套「我流儀式」，當作一個使自己大腦專心致志的辦法。

在著手任何事時，至少要深呼吸一分鐘左右，整頓好思緒再開始動手，藉此讓專注的開關變得更容易打開。

請找出對自己來說最能聚精會神的狀況，並且實際採用吧！

10 改善睡眠品質

在集中注意力上，身體狀態的調節是至關重要的因素。

如果感覺疲勞或睡眠不足，再怎麼努力也無法形成專注狀態。

關於理想的睡眠時間，有人說「六小時好」，有人說「八小時好」，還有人認為快速動眼期（REM）跟非快速動眼期（NREM）的週期隔了一個小時半，所以應該要依照週期時間起床……各方說法不同，實際上因為個人差異過大，所以要說哪一種說法是正確解答，目前也沒有一個明確的標準。

只不過，如果白天想睡或有倦怠感的話，就毫無疑問是睡眠不足。這樣下去沒辦法集中心力。

自己一天要睡幾個小時才能讓頭腦清晰、身體狀況良好，這一點需要幾天時間確認自己的狀態，才能找出適合自己的充足睡眠。也建議各位可以在午餐後小睡二十分鐘。睡午覺前喝一杯咖啡，咖啡因會在醒來後發揮作用，使頭腦清爽明晰，還請試試看這個小祕方。

不過有一點必須注意，就是比起睡眠時間，睡眠的品質更加重要。

首先，睡前請不要用智慧型手機。

手機螢幕發出的藍光會抑制促進睡眠的荷爾蒙「褪黑激素」的分泌，使人難以入睡或變得淺眠。此外，我們還知道手機藍光會讓交感神經處於優勢。如果可以的話，睡前兩小時就不要看手機，也不要把手機放在枕邊睡覺。

最近人們正在談論手機對大腦的負面影響，稱為「手機引起的腦過勞」或「大腦溢位」。醫生和研究人員相繼指出，由於過度使用手機，導致腦部出現異常的人逐漸增加，而且額葉的血液流動也有所減少。

不管哪一種都會對提升注意力造成不好的影響。

其他還有一些增強睡眠品質的方法，像是在就寢前三小時便把飯吃完，可以讓胃腸休息一下；睡前一個半小時左右，可泡在差不多四十度的溫熱水中讓身體暖和起來之類的，熟練運用這些方法會有相當顯著的效果。

體溫提高不僅能令人放鬆，血管也會因身體要散熱而舒張，使副交感神經處於優勢，這時體溫慢慢下降，人也會變得容易入睡。

我還推薦準備一些讓自己睡得舒適的寢具，像是符合自己身形的枕頭，或是穿起來身體很輕鬆的睡衣等等。

能夠用自己的意志力控制並發揮能力到極限的專注力，是一股非常強大的力量。

本章介紹過的提高專注力的訣竅，都不是什麼很難的技巧。

實踐這些技巧，可為大腦補給大量的能源。

第5章

透過情緒管理・活化你的心與「腦」

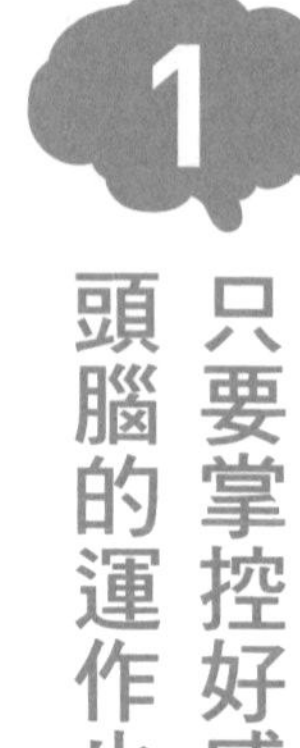

只要掌控好感情 頭腦的運作也會活躍起來

人腦的運作複雜交錯。其本源在於名為「情緒」的心靈作用。前面提到的記憶力和專注力都跟「情緒」息息相關。

「人是感情的生物，所以不能以意念來控制感情」對此深信不疑的人雖然不少，但其實透過了解正確的控管方法，就能充分掌控自己的情緒。

情緒大致上分成兩種，即愉快感和不快感。

愉快感是「令人感覺愉快」與「以結果來說會產生快樂情緒的行為（讓人的情緒更接近快樂狀態的行為）」，不快感則是「令人感到不快」及「以結果來說會讓人不愉快的行為（為逃避不高興的狀態，或為解除不快感而攻擊的行為）」。

一旦受不快感所困，大腦跟心靈的運作都會變得更為消極，使人無法發揮出自己真正的實力。不管是鍛鍊記憶力，抑或增強專注力，只要不是基於積極的心態去做，就什麼也做不成。

若要更加善於用腦，在發揮己身能力時，必須熟練控制好這些會成為絆腳石的不快感和負面情緒。

這一章將從人類所具備的無數負面情感中，選出六個最容易影響大腦運作的負面情緒，包括「自卑感」、「後悔」、「不安」、「不滿」、「義務感」和「憤怒」，並教授各位管理這些負面感情的方法。

愈是擺脫心上的陰霾，對自己的信任等級就會愈高，如此便能發揮出你自身的潛力。

2 可能妨礙自己發揮真實能力「自卑感」的管理

「自卑感」指的是「覺得自己比其他人差」的感情。

為什麼自卑感會限制腦力的發揮呢？

這是因為，一旦人們認為「我不行」、「我不擅長」、「我比別人差」的話，便會在開始行動之前就擅自對自己失去信心，覺得「再怎麼努力也沒用，反正我就爛」、「不想再因失敗而感覺很差」，批評完自己後便自顧自地放棄。

以《被討厭的勇氣：自我啟發之父「阿德勒」的教導》（究竟）等書備受關注的阿德勒心理學創始人阿爾弗雷德・阿德勒（Alfred Adler）曾說，「人類會因對其自卑感的過度補償而誘發精神官能症」。

由於人腦具有以「比較」的方式認識事物的能力，所以無法避免自卑感的產生；但正如阿德勒所言，若被其桎梏，那麼就如阿德勒所言，**自卑感會成為發揮真實能力時的巨大阻礙**。

了解對付「自卑感」的方法，讓自己不被它所束縛，藉此將使腦力出現驚人的成長。應對自卑感的四種方法如下：

1 不斷累積微小的成功體驗

參加腦利全開系統訓練的人，多半都對自己的記憶力或腦力感到自卑或不安。其原因是他們依靠過去到現在的各種經驗，形成一種「我記憶力很差」或「自己比不上別人」的自我概念。

然而，如果能在短短的兩、三天內記住一、兩百個單字的話，就會覺得「我還滿厲害的嘛」，從而對自己的能力產生自信。這時自然而然便能將自卑感一掃而空。

人只要能做到以前做不到的事，就會產生突破（breakthrough）的意識，重新找回原本該有的「自信」。因此，不被自卑感困住，腦力就會開始活躍運作。

2 堅決不與他人相比

森信三老師曾言「人類痛苦的源頭，大多來自將自己與他人做比較」，正是如此。

儘管跟別人比較有時會成為成長的契機，可人往往都是因比較而阻礙自己的成長。

「反正我再怎麼努力，都沒辦法像他那麼成功」像這樣不戰而敗的性格，無論做什麼都沒辦法發揮實力。

絕大多數的自卑感都不是針對全球活躍的優秀人物而生，而是源於身邊親近的人。因此一旦內心陷入抱怨或嫉妒之中，大腦就無法發揮原有的能力。

「抱怨」會讓你失去「主體性」，像是「明明讓那個誰做就好」之類的想法；「嫉妒」則是因為自己奪走大腦運轉的理由，認為自己不具備符合自己認知的「有利條件」，所以確信自己理應做不好，比如「那誰真好吶，反正我這種人……」等等。

每當自卑感出現的時候，就出聲對自己說：「我就是我，我不跟別人比較」。

藉由說出來這個動作，可以在一定程度上緩和這種自卑意識。只要不斷反覆這麼做，就漸漸不會再與他人比較。而且就算比較了，不好的情緒也會隨之煙消雲散。

如果覺得嫉妒跟自卑的情緒慢慢平靜下來的話，你就成功了。

3 不論是自卑感還是自我厭惡，一律如實接受

有一次，我的學生向我吐露她的煩惱。

「每次我想幫別人做什麼時，內心便會湧現『這樣就能被人認為是個好人吧』的想法。雖然我想更純粹一點，只為了那個人而行動，但總是會出現這種偽善的思想。我很討厭這樣的自己。」

她似乎認為這個偽善的自己是既「醜陋」又「骯髒」的。

「就算心懷偽善也好，請妳對自己說『管他的，我就喜歡我自己。』」在我這麼回答她後，她的表情突然豁然開朗，綻開笑容說「意思是這樣的我也沒關係對吧！」

因為照實認同那個不完美的自己，使她不平靜的心終於得以解脫。

活在世界上，相信自己是很重要的，這一點自不待言。

無論何時，都要對自己真實的模樣說「這樣很好」。

4 感謝自己活在世上

人會從各方面去考量自身的存在。

「自卑感」控管法

1 不斷累積微小的成功體驗

只要做到自己以前做不到的事，就能產生「突破」的意念，找回自己原有的「自信」，啟動腦力的活躍表現。

2 堅決不與他人相比

一旦產生自卑感，就張口對自己說「我就是我，我不跟別人比較」。

3 不論是自卑感還是自我厭惡，一律如實接受

照實接受不完美的自己，無論何時都要對自己真實的模樣說「這樣很好」。

4 感謝自己活在這個世上

就算沒什麼「能力」，也要理解自己是一個被愛著的存在。

「學歷」、「外貌」、「財富」、「人氣」、「家世」、「才能」……人會透過這些五花八門的因素來衡量自己的社會地位。有人甚至會在網路上搜尋自己的名字，以探查別人對自己的評價。

即便這種想法很亂來，可就算幾乎沒幾個足以向別人炫耀的「能力」，也要深愛並認同「自己」這個存在。不需沮喪，也不必批判自己。

由於這是一種「什麼也做不到也沒關係」的思想，因此可能會寵壞自己也不一定；不過要對自己活著的這件事本身表達「慶幸、感謝」，並且深愛這樣的自己，如此一來便能擺脫自卑感的束縛。

經由這四種應對法，就算不能把「自卑感」降為零，也必定會改變它的層級。

屢屢有人能讓自卑感成為人生的活力或助力，但大多數的人還是輸給了自卑感，因而掩蓋了自己的可能性。

只要減少自卑感，自尊心就能得到極大的改善，好讓自己能夠堂堂正正地面對眼前需要處理的事務。

3 可能性之門關上的原因之一「後悔」的管理

我想，幾乎沒有人可以一生從不後悔吧。

「當時那麼做就好了。」

這種後悔必然會關上現在和未來的你的那扇潛能之門。

在潛能開發之中，這種「後悔感」的管理占有非常重要的地位。

培訓課時，我常問學生「你最後悔的事是什麼？」

接著就會出現各式各樣的「後悔」。

也有像「學生時期多用功一點就好了」、「如果有先去挑戰想做的事就好了」、「希望能於父母在世時盡孝」、「當時跟那個人說了相當過分的話」、

「早知道不要趁怒氣當頭時辭職就好了」、「選錯了結婚對象！」、「以前不注意健康，結果大病一場」……之類的遺憾。

後悔的根源在於「自己當時明明有『另一個選擇』卻選錯了」的意識。

這種後悔的想法出自哪裡呢？其實不是「過去」，而是「現在」。而且它還會連「未來」也一併困住。

如果「現在」很充實，那麼過去的一切都是「正確解答」。相反地，只要對「現在」不滿，便會對「過去」湧出後悔感。

舉例來說，假設你跟男或女朋友大吵一架後分手了。

也許你會稍微後悔一下，覺得「那時要是別發脾氣、大吵大鬧就好了」。但是如果後來出現更優秀的對象，你會怎麼想？對於跟前男友前女友吵架分手的這件事，應該會覺得「還好有這麼做」吧。

相反地，假如之後一直都沒有找到新對象，或是因新對象是個爛人而苦惱……要是度過這樣的「現在」，後悔的念頭也會不斷增生。

換言之，所謂的後悔，反過來就是指「現在過得不充實」，而非代表過去那件事本身。

若是被後悔所束縛，就沒辦法心情愉快地向前邁步。管理後悔感是必要的。其方法大體分為兩種：

1 承認「過去那樣就好」

這個方法是，當你已經感到後悔時，就「原原本本」地接受過去發生那件事的原因（譬如跟男女朋友大吵一架之類的）。

「當時要是這樣做就好了」的想法，其實是一種「當時要是做了不同的選擇，現在我就會站在另一個地方」的幻想。然而，不論有多遺憾，「現在」也都不會有任何變化。

正因如此，才要堅定地對現在自己所處的位置、以及過去自己的選擇（也包括選擇不做的情況）說——「這樣就好」。請一一面對後悔的念頭，告訴自己「這樣就好」、「這樣就好」……我想你內心的烏雲一定會有所消散。

2 擁有「挑戰追求理想自我的勇氣與行動力」

若意識到要讓今後的人生「盡量不後悔」的話，應該很不賴吧？

哲學家尼采（Friedrich Wilhelm Nietzsche）曾說過一段非常有趣的話：

「產生後悔的原因為何？是想太多，是不傾聽自己真正的慾望，是對自己有誤解，是輕視自己，也是失去辨讀自身本能的纖細心靈。像這樣欠缺對自己的敬意，就會因一切種類的損失而承受報復，損害自己的健康、快樂、驕傲、快活、自由、堅定、勇氣與友情。」

其中「欠缺對自己的敬意」是關鍵之鑰。如果沒對自己抱持敬意，那麼未來也不會好好珍惜自己。

或許可以這麼說——要想度過一段不後悔的人生，就要追尋自己的理想，而且不管三七二十一地行動。

「後悔」控管法

1　承認「過去那樣就好」

對現在自己所處的位置，以及過去自己所做的選擇（包括選擇不做），堅定地說「這樣就好」。

2　擁有「挑戰追求理想自我的勇氣與行動力」

若想擁有一個不後悔的人生，就要追求自己的理想，展開行動。

比方說，即使未能達成自己理想的模樣，也一定會對曾經挑戰過的這件事留下滿足感。

過去是現在後悔的原因，現在是將來後悔的原因。

管理對未來的意識變得愈發重要。

可能對今後發生的事後悔的原因，在於挑戰精神的缺乏。無論如何還請鼓起勇氣，想著「好，做做看吧！」然後投入其中。

這是拔除後悔最有效的方法之一。

4 因大腦預測未來的能力而生「不安」的管理

人一旦開始不安，專注力馬上就會下降。

在準備考試時想到「要是落榜怎麼辦」，結果開始焦躁不已、坐立難安，害自己不能專心讀書，進而愈來愈不安……各位是否也有過這樣的經驗呢？

「不安」這種大腦的活動，在任何人身上都有可能發生。

為什麼會產生「不安」呢？其實是因為人類具有「時間觀念」的關係。動物雖然也能感覺到恐懼、寂寞、疼痛或飢餓，可是牠們從來不會考慮「一年後會變什麼樣子？」

之所以會焦慮，是因為這份唯獨人類才有的、推測未來的大腦能力。

有些人可以將不安轉化成契機並更加努力；但也一再發生整顆心被焦慮占據，使大腦退化，導致自己的意識無法專注在眼前對象上的事情。

因為不安「沒有實體」，所以只要採取有效的應對方式，就能在相當的程度上抑制它。

應對方法為以下五種，不管實施裡頭的哪一種，都能讓不安的意識產生改變。

1　承認「會不安很正常」

如果你心中出現不安，就如實地觀察它的存在，告訴自己「現在，我的心有些不安」。這是第一步。

雖然不安確實是一種消極的情緒，但我們可以透過直接承認自己心裡的焦慮而大幅改變它的形態。

基於這一點，再去考慮自己要如何應對這些不安感。

2　把內心湧出的許多不安都寫下來

「就算我害怕的事全都變成現實，那也沒什麼大不了的。即使是最壞的情況，也不會有任何問題。」抱持這樣的觀念，將自己內心焦慮的本質寫出來，並重新審視。

人有一種特質，對於渾沌不清或無法想像的東西會感到害怕或不安。因此若透過文字語言來塑造它的樣貌，就能使不安的實體更加清晰可見，並意外認識到這不是什麼大問題，接著得以冷靜下來。

如果心存不安，那無論做什麼事情都會為自己的行動踩煞車，徒生徬徨迷惑。藉由寫下不安的要因來重新取回冷靜的頭腦，想必就能果斷勇敢地朝自己應當前行的方向邁步。

3　透過澄心法將不安變成物品，並移除它

「澄心法」是加拿大臨床心理學家詹德琳（Eugene T. Gendlin）所提倡的思考法。

專注（聚焦）在自己內心的不安上並將它擬物化，想像「左胸口有一個直徑十公分左右的不安團塊」，接下來在腦中讓那個團塊逐漸縮小，最終消失無蹤。

畢竟不安本身沒有實體，所以只靠想像也必定能減少不安感。

4 敢於說出「我不去思考不安本身」

飽受焦慮折磨的人，往往會有不斷去想自己的不安理由之習性，進而有一種令自己的不安比實際情況更加嚴重的傾向。

因此不要去想「之後會變成怎樣」，而是要想「怎麼做能解決問題」，藉由轉換成這種推進行動的視角來審視自己的不安。

然後將注意力集中在「針對這個問題，我能做什麼」上。

人對自己感到不安的事物不會採取積極的行動，畢竟本能會判斷最好不要做危險的事。一旦心懷不安，行動就會因此中斷。

不過如果一開始就把意識轉移到「行動」上，就會變成既有行動的思考，即「應該怎麼行動比較好」，進而排除腦中的不安意識。

只要明確知道自己能夠做到的事，因渾沌不清而產生的不安感就會瞬間降低，等到實際開始行動時，不安也就隨之消散。

另外我們還知道，就算不是針對這份不安的直接行動也依然有效。

我曾聽過有位神經衰弱的人在築地的魚市場忙了一整個月，之後症狀一口氣好轉許多的故事。即使從大腦的性質來考慮，我也覺得必然如此。

5　以冥想調整心態

所謂的冥想，就是端正姿勢、閉上眼睛、調整呼吸，將全身上下的所有意識都放在「我現在正在呼吸」來感覺自己的存在。

會感到不安，代表眼前現下並未發生什麼事。那是大腦擅自創造出來的東西，也是一種虛擬的幻影。

藉著冥想平靜地建立一個與自己對話的空間，讓這種名為不安的腦和心的嘈雜聲逐漸安靜下來。

不須勉強自己到達心無雜念的地步。僅僅是透過重複的深呼吸來將自己的意識轉移到呼吸上，藉此降低焦慮不安的感覺。

這五種方法都相當有效，而且我們從實際做過的人那裡所得到的回應，大多數的反饋都是「不安減少了，心情變得開朗起來」。

不安是任誰都有的情緒。因此要將不安的存在視為理所當然的事。

縱使有「好像要被不安壓垮了」的說法，但人實際上絕對不會被「不安」壓扁。

把不安當成一種必然存在的東西，高明地與之周旋，那麼不管工作也好、讀書也罷，都有可能藉此創造出有效的專注狀態。

「不安」控管法

1　承認「會不安是正常的」

如實觀察不安的存在，告訴自己「現在，我的心有些不安」。

2　內心湧出的許多不安都寫下來

「就算我的焦慮不安都變成現實，那也沒什麼大不了的。即使是最壞的情況，也不會有任何問題」抱持著這樣的豁達觀念，將自己內心焦慮的本質寫出來，並重新審視它。

3　透過澄心法將不安變成物品，並移除它

把不安擬物化，且在腦中想像它逐漸縮小並消失的模樣。

4　敢於說出「我不去思考不安本身」

不要去想「之後會變成怎樣」，而是要想「怎麼做能解決問題」，藉由轉換成這種推進行動的視角來審視自己的不安。

5　以冥想調整心態

只要透過冥想把意識放到呼吸本身之上，不安等腦中嘈雜聲的層級就會降低，讓自己恢復平靜。

5 既是成長動力，也是行動阻礙「不滿」的管理

我們的頭腦中充斥許多「不滿」的情緒。其範圍豐富，跨越「時間」、「金錢」、「他人的幫助」、「自己的能力」、「環境」等……無窮無盡。

如果這些都能成為我們成長、發展的契機就好了；可是實際上，對大多數的人來說，「明明只要有這個就沒問題（因為沒有才做不到）」的想法只會讓思考停滯，成為中止我們行動或成長的阻礙，所以必須加以管理。

對付不滿的方法大略有三種：

1 用「正向思考」將阻礙變成助力

你曾經在想做什麼的時候，以「因為沒錢（有錢就做得到）」、「因為沒時間（有時間就做得到）」、「因為能力不足（有能力就做得到）」等藉口將自己的偷懶正當化嗎？

這是人腦的特性，畢竟大腦基本上是個懶鬼。

但是這樣就不能前進了。

那麼我們該怎麼辦呢？

這時就該用「正向思考」來考量事情。

「你看到杯子裡的水是『只剩一半』，抑或『還剩一半』？依據這個差異，人生會出現徹頭徹尾的改變。」聽過這段話的人應該很多吧。後者的觀點就是「正向思考」。

意思是不要把注意力放在「沒有的一面」上，而是放在「擁有的一面」上。

如若缺少了什麼，別去想「因為我沒有這東西，所以很難進行」，轉而去想「就算沒這東西也辦得到」，不要讓不滿成為行動的阻礙，而是使它變成自我激勵的材料。

2 養成習慣，以喜悅的心欣賞眼前的事物

「開心」、「快樂」、「好吃」、「期待」、「滿足」……若是經常使用這些「表達正面情感的詞彙」，就能傳遞正能量給我們的大腦。

前幾天，我在北海道千歲機場吃飯時，隔壁座位來了兩位同行的女性。點餐一結束。她們就說「北海道真是太好玩了！」並開開心心地聊了起來。我順便聽了幾句，她們說的也不是什麼特別的經歷，都是「我們吃了冰淇淋」或「我們吃了成吉思汗烤肉」之類的內容，可不知道是否因為她們用了一連串的「好享受」、「太滿意了」的形容詞，讓我的心情也跟著愉快了起來。

人有不由得想追求「更多」的習性。

然而，只要追求「更多」，就會一直追逐下去。明明應該有成功做到的事

情跟快樂的事情存在，卻絲毫不看它們一眼，結果無論過了多久都無法滿足。於是便只累積了一大堆的不滿。

只要停下腳步，看看四周或發生的事情，應該會發現世上滿是美好的瞬間。好好欣賞眼前的事物，感受喜悅的到來，用正向的言語來斷絕不滿的感情，激發正能量。

3　以「感謝」回饋他人的關愛

人類心中不滿的源頭，大多是「欠缺自我認同」。

往往自我評價和他人的評價有著很大程度上的歧異。自我評價比真實模樣高出很多的情況並不少見。

從別人那裡受到（比自己想的還要）不當的貶低或差勁的評價後，覺得「應該不可能這樣啊」、「為什麼不懂我」而心懷不滿，感到沒意思……像這樣的經驗，不知各位是否有過呢？

然而，別人對你的態度，正是你現在的真實面貌。

說不定你會受到打擊，也或許你會心生不滿，但是停在這個階段是不會有任何改變的。你的一生將成為一個不斷堆積「無意識之不滿」的人生。

另一方面，應該也有一些人會關心現在的你。請對這些人懷抱「謝謝」的感激之心吧。這樣一來，你就能好好接受他們的愛，最後讓這些好感在你腦中成為一股能量。

不滿是一種會擴散到任何地方的可怕東西。

當你想做些什麼的時候，只要一覺得「不足」就馬上拂開它，並且用「我現在很滿足」來調換自己的想法。甚至訴諸話語，說給自己聽也沒關係。

即使狀況不會只因為這樣就改變，但在這個過程中將會讓大腦產生更好的性能。

用喜悅與感謝的心填滿自己所處的環境和時間。這會成為邁出今天的一步之強大原動力。

「不滿」管控法

1　用「正向思考」將阻礙變成助力

實施「正向思考」，讓自己別把注意力放在「沒有的一面」上，而是放在「擁有的一面」上，終結大腦的懶惰習慣，使其付諸行動。

2　養成習慣，以喜悅的心欣賞眼前的事物

停下腳步，看看四周或發生的事情並欣賞它，抱持喜悅之心，透過正向的言語來讓自己不被不滿擊敗。

3　以「感謝」回饋他人的關愛

不要困在無趣的事物上，而是好好接受他人注入的關愛，將它轉化成正能量。

6 干擾頭腦運轉的麻煩存在「義務感」的管理

義務感意指一種「不得不做」的想法，是非常令人頭痛的存在。「不得不用功讀書」、「不得不做被吩咐的工作」、「不得不打掃環境」等等，像雨後春筍一樣冒出來。畢竟，任誰都有無數多的「無論如何都得做的事」。

因義務感而起的行動必定會帶來厭惡感。因此從結果來說，出現各種問題或導致無法令人滿意結局的狀況並不少。

再加上，**如果藉由義務感展開行動，那大腦也會感到痛苦，無法心情舒暢地運作。**

於是導致工作始終沒有結束的一天，或是回想起來盡是空虛，似乎毫無成就感。

即使是為了不度過這樣空虛的人生也好，管理「義務感」的手段實在不可或缺。

其方法有以下兩種：

1　把「不得不做」換成「來做吧！」

一旦因為義務感而開始做什麼的話，腦中就會浮現「不得不做……」的話語。但是，隨著「不得不做」的表達方式，大腦也會產生「這也沒辦法」的想法。

首先要讓大腦的認知變成「接下來要做的事情會很開心喔」，為此使用「來做……吧！」的說法予以取代。

在做開心的事跟做痛苦的事時，大腦的活動品質有如天壤之別。

僅僅是將表達方式換成「來做吧！」，就能讓大腦變得更積極，對眼前事物的專注力也會有所提升。

2 想想實現後的事

雖然很突然，但我想問一句：你喜歡打掃嗎？

大部分的人會覺得打掃十分麻煩。只是因為「不打掃就會變髒，所以沒辦法」。

正如先前所說，因義務感而動作時，腦部的運作也會不太流暢。必須要轉換想法，讓大腦可以開開心心地活動。

以打掃來說，就請你想像一下打掃完變乾淨的房間。

你不覺得「掃完地後，心情一定會變好」嗎？如果一邊描繪著這樣的畫面，一邊掃地，那麼就能以非常愉快的心情來對待這件事。

我在各式各樣的企業和團體中教授並實施這個方法，最快是在一星期內就增加了非常多的生產率，同時也大幅減少了失誤的狀況，不但如此，還產生了「快樂」的積極意念，員工的工作意識也獲得了提升。

「義務感」控管法

1 把「不得不做」換成「來做吧！」

伴隨著「不得不做」的表達方式，大腦會產生「這也沒辦法」的消極思想，而且運作狀況也會變差。將表達方式換成「來做吧！」，就能讓大腦變得更積極，對眼前事物的專注力也會有所提升。

2 想想實現後的事

別把視線放在不得不做的事情本身，而是想著完成後心情舒暢的狀態再處理那件事。這麼一來，不但頭腦會變積極，專注力和記憶力也會變好。

7 正因難以控制，所以更要重視「憤怒」的管理

人因「憤怒」而振奮，同時身上也會湧現行動的能量。

因此並不能一概而論，說「憤怒」全是不好的事。

因為「憤怒」反倒會成為幹勁的根源，如果完全消失，有時會導致反作用，使「幹勁」也跟著化為烏有。

由此可見，「憤怒」有多麼強大的力量。

但即使如此，一生中憤怒的感情最好還是少一點為妙。「憤怒」是在感覺到「發生與自己意志相反的事態，從而貶低了自己的價值」時引起的情感。因此會讓自己無法控制自己。

首先，在焦躁或因憤怒而顫抖的狀況下，大腦不可能正常運轉，也不會產生好的結果。

「憤怒」的控管是必要的。其四種方法詳細如下：

1 了解別人不會依自己的想像來對待自己

以心理學的層面來分析，「憤怒」是因「自尊心的低落」而來。這是一種「自己從別人那裡得到的待遇等級比原本預想的還低時產生的情感」。

比如說，雖然腳的小指頭踢到櫃子時會痛得不得了，但因為那是自己不小心，所以就算對自己不爽，也沒幾個人會對櫃子發脾氣。畢竟即使自己的腳撞到櫃子，也不會感覺降低了自己的自我價值。

那如果有誰踩到自己的腳又會怎樣？更何況要是對方連道歉都不肯，是不是就會想都不想地向對方發洩怒氣呢？

在憤怒或焦躁感出現的時候，要對自己說三次「人當然不會按我想的來行動」來說服自己。用耳朵聆聽自己說的話來讓頭腦恢復冷靜，降低憤怒的層級。

2 客觀看待自己的心，掌握自己的憤怒程度

只有在滿心「憤怒」時，才能客觀認識到自己到底有多生氣。

這時要靜靜地對自己說：「你因為這件事生氣了啊，沒關係的」。

例如開車時若被人從旁邊超車切入，心裡就會不自覺地感到不舒服。這時就要開口對自己說，「現在你因為被超車而感到不爽啊，沒關係的」，並且如實接納此時感受到的憤怒之情。如此一來，憤怒的等級就會立刻下滑。

「憤怒」有個特性是，些微的情感會連續不斷地形成連環而變大。

各位有過一開始明明只是因為小事而生氣，但卻因為想到「當時也是這樣」而愈來愈憤怒的經驗嗎？

這就是憤怒的連環。

不過憤怒的初始感情（最初感覺到的憤怒）僅僅只有六秒而已。要是能在這六秒內透過「客觀看待自己的存在」的行為來消滅心頭怒火，便能遏止憤怒的擴散。

當然，或許無法用這種方式百分之百消除怒氣。只要試個兩、三次，讓憤怒的層級降低即可。如果能把這個動作養成習慣，就能隨心所欲地管理憤怒了。

3 透過兩、三次的大口深呼吸來恢復冷靜

人在發怒時，腦中會分泌大量的腎上腺素，因而變得情緒激動且無法冷靜。

換句話說，只要等待初始感情侵襲而來的這六秒過去，就能找回失去的冷靜。稍微深呼吸兩到三次就差不多六秒了。

慢慢地、重複地大口深呼吸，在這段期間內，先是僵硬的身體和因憤怒而顫抖的狀態變得沉著下來，接著頭腦和內心也都會回歸冷靜。

也就是專注在自己的呼吸上，藉此讓自己的意識恢復平靜。

4 接納別人不按自己想像對待自己的行為

即使是微不足道的小事也會引發「憤怒」。這連我自己都無可奈何。

但是，**對自己力不從心的事情「生氣沒意義」**。

因為正如我第一點所述，別人不會依照自己所想的來行動。

「橋歸橋，路歸路」，我們必須接受這一點。

以前有個女性學生問我，「在辦公室坐我旁邊的女性老是偷懶不工作，我一看到她那樣子就心煩，沒辦法專心在工作上。我該怎麼辦才好？」

於是我回道「跟她本人說說看，或是請上司注意一下如何？」，不過她說「沒有人認真對待這件事」。

「憤怒」控管法

1　了解別人不會依自己的想像來對待自己

對自己說三次「人當然不會按我想的來行動」來說服自己。藉由耳朵聆聽自己說的話來讓頭腦恢復冷靜，減低憤怒的觸發層級。

2　客觀看待自己的心，掌握自己的憤怒程度

客觀地認識自己有多生氣，並試圖在初始感情的階段滅火。

3　透過兩、三次的大口深呼吸來恢復冷靜

用六秒鐘的深呼吸讓身體放鬆，使頭腦跟內心全都冷靜下來。

4　接納別人不按自己想像對待自己的行為

了解對自己力不能及的事物「生氣沒意義」，並且接受「橋歸橋，路歸路」。

這樣的話，她能採取的行動只有兩種。一是像過去一樣，繼續每天心煩難耐地工作，持續好幾年。另一個則是心想「她就是那種人，我實在幫不上忙」，然後決定將其拋諸腦後，開開心心地專注在自己的工作上。

在我傳達出我的意思後，她恍然大悟地宣稱「是這樣啊！不要在意旁邊那個『偷懶女』就好啦！」據說她隔天馬上就實踐自己說的話，因而得以從焦躁心煩中解脫。

「對於那些自己無力改變的事，就鼓起勇氣接受它」，這是「完形祈禱文（完形治療法）」的一部分內容。不僅憤怒，在其他地方也都用得到，所以還請善加運用。

以上四種就是基本的憤怒控管法。

運用這些方法必能改變你怒氣的能量形態，使你的意識集中在眼前的事物上，大腦的運轉應該也會更有效率。

不能說憤怒的能量不會帶來某種程度的成果。

但只有一點我很確定，**就是當對某個人的憤怒能量成為自己幹勁的來源時，不管出現多好的結果，最終都無法因此得到內心真正的滿足。**請你預先明白這件事。

從這個意義上來看，憤怒管理真的非常重要。

8 好好面對，使其昇華「悲傷」的管理

人真正悲傷的時候，一切的思考都會停止，同時喪失行動力，也會中止腦部的活動。我想應該也有人經歷過這樣的事吧。

前幾天，一位學生向我提問，他說：

「我養的狗狗十五歲的時候死掉了。跟牠道別後雖然已經過了一個禮拜，但我還是每天哭個不停。我很努力參加這次的培訓，但我的悲傷還是沒有離開。請問『正向思考』可以消除這種悲傷嗎？」

其實，我家也有隻名叫「滿福」的純白貴賓狗。因此我學生的悲傷感染了我，讓我也跟著感到難受。

人的一生中，不得不面對悲傷的場面總是會不斷到來。

一旦悲傷襲來，我們的專注力和達成目標的能力就會一口氣往下降。悲傷度日而什麼都做不了的經驗，我想應該也有很多人遇過。

儘管想要好好管控這種感覺，但悲傷這種感情卻不會因為我們做了什麼而消失。

能從悲傷中拯救我們的，只有時間。

有句話說「時間會治癒一切」，相信這句話就好。

無論是什麼樣的悲傷，時間都能為我們化解。唯獨這一點毫無疑問。

雖然不知道會花一個月、一年還是十年，但時間一定會治好它。

就算逃離悲傷也不會有任何改變。所以我們才要充分體會並接受悲傷的存在。

如果好好面對悲傷，感覺到光的瞬間必然會不知不覺地造訪。於是悲傷消失，重新找回活著的希望。

正是因為好好面對悲傷，悲傷才得以昇華。

雖說我們無法消除悲傷，但有一種可以稍加遺忘的處理方法。

那就是不管有多難過，也要吃好吃的東西，而且在吃好吃的東西時，要充分感覺到「好吃」的情緒。

此外還有泡在溫暖的浴缸裡感嘆道「真舒服」，打從心底感受它的暖意；如果聽到朋友說的話覺得很高興，就回味一下那種「高興」的感情。

即使仍然心懷悲傷，也要將意識聚焦在每個瞬間所感受到的「好吃」、「舒服」、「高興」等正面情感上。

隨著喜悅的心情持續累積，促使悲傷的感覺逐漸變淡。

「悲傷」與前面提到的六種負面情感不同，它並非只要實施應對法就能馬上消失的東西。

因此雖然不曉得是否能稱之為「控管」，但假如你的大腦因悲傷而停止運

「悲傷」控管法

不要逃避悲傷，而是盡情去體會與接納它。透過徹底面對悲傷，便能讓悲傷隨時間的流逝而昇華。

重要的是，好好品嚐好吃的東西，感受「好吃」的情緒，或是做一些令人愉快的事，感覺「舒適愉悅」的心情。

轉，到時若你能稍微運用一下這個方法就太好了。

人生的幸福取決於體驗到什麼樣的感情。

如同「人是感情生物」這句話所說，會受感情擺佈，甚至失去理性的，才是人類。

若要我說，我認為感情可視為讓大腦運作的土壤。

管控感情可以讓大腦的運轉更為活躍有效率，而且積極向前。

真正頭腦好的人，並非冷靜而透徹地割捨自己的感情，而是善於對待這份情感。

第6章

不同情境下的用腦方式

1 更會用腦，是為了邁向更富足的人生

迄今為止，已經教給各位關於記憶力、專注力、情緒管理與綜合的用腦方法，不過一開始到底是為了什麼才想更善於運用頭腦呢？

額葉是記憶的要地，有著「建立目標，並為達成目標而欣喜」的功能，人稱「活得更好的腦」。

為了「完成自己想做的事，活出幸福人生」。

這正是我們想要更善於用腦的最大目的。

為了這件事，我們才每天都有應完成的課題，以及正確使用頭腦的理由。

稻盛和夫先生是日本現代經營之神的其中之一，也是我任職理事長的智庫之最高顧問，我每天都受到他很多照顧。他過去曾說：

「在自己內心描繪自己想做的事。一開始可能模模糊糊的，但仔細一看就會發現，它早已有了鮮明的色彩。如果能清楚明晰地看到那個畫面，而且心裡出現難以言喻之喜悅的話，它就必定會實現。」

從稻盛先生的話中我們明白，透過熟練運用頭腦，即使是一開始朦朧不清的夢想或目標，也終有能夠實現的一天。

這一章介紹了一些依照具體目的而設計的用腦方法，讓各位能實現想做的事，邁向更豐富的人生。再加上此前上過我的課的朋友可能會知道的，一些實現了夢想或目標，讓人生更加豐富的人們之思考方式和內心理想的狀態等內容。

2 促使頭腦運轉的最強動力是「想做」的心

明明必須集中精神才行，卻怎麼樣也做不到。無論做幾次都沒有絲毫進展。

不知道各位是否有過這樣的經驗呢？

一般普遍認為，此時你的大腦還沒打開開關。

若想打開大腦的開關，必須要有「目標」和「目的」，還有「想實現」、「想做」的念頭。

一開始，讓我們先歸納一下「目標」與「目的」。

這兩個詞看起來相似，但卻完全不同。當我在研討會之類的場合上這麼說時，許多人會告訴我：

「我知道。目的是最後終點，目標是為抵達終點而用的手段。」

但這全然錯誤。

比如說，面對一位參加奧運的選手，我們或許會問「你在奧運上的目標是什麼」，但不會去問「你參加奧運的目的是什麼」，對吧？因為目標就等於最後終點。

「目標」意指有形的東西。

所謂「有形的東西」，指的是「眼睛看得到的東西」、「可以確定實現日期的東西」以及「用數字表示的東西」。像是「在奧運上奪得金牌」、「考試及格」、「設好銷售額」等等。

另一方面，「目的」的意義是「『為了什麼』才想實現它」。歸根結柢，「目標達成時油然而生的喜悅之情」就是目的。

「想要奪得金牌，給孩子們一個夢想」或是「及格後跟大家一起慶祝」、「公司壯大後想回饋努力工作的員工」……諸如此類。

「喜悅之情」不是只屬於自己的東西。相反地，是指「跟誰一起感到喜悅」的意思。

然後，為了實現目標和目的而開啟頭腦動力的鑰匙，就是「念頭」。

在花式滑冰項目上表現出色的日本選手羽生結弦曾明確表示：「在奧運會上取得金牌只是必經的階段。」他參加奧運並獲得金牌的真正目的，是「希望那些在大地震中受傷，卻仍全力支持自己的人能高興」的「念頭」。

這種念頭愈強勁，就愈能不斷供給能量給大腦。

當想像實現目標和目的之美好未來時，湧上你心頭的是什麼樣的喜悅呢？如果產生的是激動興奮的心情，那麼大腦必定會為了因應這份期待而展開行動。

這種強烈的念頭可說是一切的開始。

3 只管描繪你的夢想，不要想能不能實現

要想讓大腦運作得更順暢，必須深入理解目標和目的。

其做法是在沒有限制的情況下，自由構思目標或目的，並記錄下來。

藉由寫出來的這個動作刺激腦幹中網狀刺激系統（RAS）的多種細胞，讓我們在寫作的瞬間「創造最能強力吸引關注的東西」。

換言之，**大腦可能會為實現我們關注的目標而行動**。簡單來說，網狀刺激細胞就是負責擔任腦內濾網的器官。

這件事也已受到科學證明。

美國知名講師亨莉・克勞瑟（Henriette Anne Klauser），她在以華盛頓大

學為首的多間大學執教，曾研究過人類所擁有的生產力、目標達成能力和「書寫」之間的相互關係，她的著作《一寫就成真：心之所欲，夢想成真！》（暫譯，Fireside Books）如是說：

「只要透過書寫刺激網狀刺激系統，大腦皮質就會送出『醒醒！注意！不要錯過細節！』的訊號。將目標寫在紙上後，大腦就會為了讓自己有更深的認知而工作，使人們注意到周圍的動向或徵兆，並且不斷喚起本人的注意。」

我每天都會與在各行各業中交出優秀成果的人會面，這些人不分國內外，有不少人會將目標寫在紙（行事曆或卡片）上。

我也會在演講或研習營上，請所有參加者寫一封「給未來自己的信」。

書寫的內容大致上是告訴三個月或半年後的自己，自己在三到四個月內想實現的「雖然一直想做但卻不曾做過的眼前夢想」，以及「在漫長人生中想達成的志願」兩件事。

另外，有緣的話我會帶他們去伊勢神宮參拜。至今我已經帶了一千多人去神宮了，每次我都會花好幾個小時講述日本文化及歷史，在那之後，則請大家晚上回到房間，把自己今後的人生志向寫成「給未來自己的信」。接著把寫好的信放入胸口的口袋裡，第二天再帶去參拜內宮的御垣內。

神奇的是，一寫完「給未來自己的信」之後，信上寫的東西都會一一實現。我也收到不少類似「老實說我本來以為很難辦到，不過卻真的實現了」的回饋。

「只是寫下來就能實現也太簡單了吧！」也許有人會這麼想，不過這個動作的力量其實相當強大。

即使不完全是自己祈求的內容，也一定會為那個人帶來他所想要的某個東西。

祕訣是：「親手手寫」、「不要侷限自己的意念」、「深深體會已實現夢想的感激之心」、「與能夠共享這個夢想的人組成一個小組」、「總而言之，不要拘泥於『結果』，直接行動」。

寫下的東西要放在常常看得到的地方。

請不要怕麻煩，試著一邊享受這件事本身，一邊進行吧。我想，在書寫的過程中，一定會有什麼有趣的發現。

但是，在這段時間有一件事不能去想。

那就是——「我做不做得到」。

沒有人知道「做不做得到」。只是，「做不到該怎麼辦」、「真的做得到嗎」的迷茫和不安會我像前面所說的一樣，冒頭阻礙大腦的運作。

拋開「做不做得到」的想法，無論如何先寫出來再說。

「給未來自己的信」寫法與重點

「給未來自己的信」的寫法與重點如下。不要怕麻煩，一邊享受寫信本身，一邊寫下內容，那麼你寫在信上的夢想就可能會實現。

1．寫給大約三個月到半年後的自己

2．寫下這三到四個月內想實現的兩件事：

①以前曾經想做，最後卻沒做成的眼前夢想
②想要投入一輩子去做的事

3．寫下在這漫長人生中，自己想完成的志向

4．要親手手寫

5．思考或撰寫時不要擅自加上「這不可能吧」的限制

6．在寫的同時，深深體會已經實現那個夢想的感謝之心

7．寫下來的內容要放在自己常常看到的地方，每天都要看一次

8．寫完之後，與能夠共享夢想的人組成一組（很難組成小組時，自己一個人也沒關係）

9．無論如何不要拘泥於「結果」，繼續保持行動

10．如果①或②的夢想成真的話，再寫一封新的信

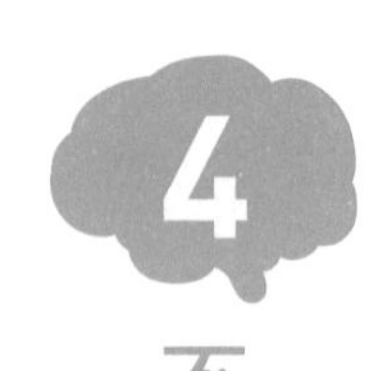

不要在目標達成期限上執迷不悟

在制定目標之際，決定達到目標或夢想的期限非常重要。

如果沒有設定好期限，就會產生「哪天做到就好了」的想法，使自己無法全力投入。藉由加入日程，讓「今天要做什麼事」更為明確，進而改變邁出今天這一步的理想方式。

不需要在決定時程的方法上想得太深，而且制定期限的原因是什麼都無所謂。不過就算是「想要流利地說英文」這種沒有固定期限，而且不制定期限也沒關係的目標，也要請你為它安排一個理由來訂定時程。

一旦時程確定了，就更容易勾勒出自己實現目標或夢想那一天的具體畫面。

無論是多遙遠未來以後的事，只要訂好日程，你的大腦就會從這一刻開始行動。

包括前面所提到的稻盛先生在內，許多有所成就的人都有一種「未來直覺」。這種「未來直覺」是一種雖然名為「未來」，但又感覺似乎早已如此的力量。

「未來直覺」會因持續想像達成目標或夢想那天的畫面而變得更加敏銳。

比如說，我有很多興趣，其中一項是「音樂」。

儘管現在才興趣大增，擁有專業管弦樂團，並且一邊任職這個樂團的代表理事，一邊還以一個大師指揮家（笑）的身分進行音樂演奏活動，不過最初的我，是從「我也想當指揮家！」展開這個夢想的。

我懷抱這個意外夢想的契機，也是一個非常不尋常的故事。

有次我在看重播的電視劇《交響情人夢》（原作是以音樂大學為舞台的熱門漫畫）時，看到玉木宏扮演的天才學生指揮家在三得利音樂廳指揮圓夢的一幕，受到他那身姿的影響，我下定決心：「好，那我也來指揮！」

說是這麼說，至今為止我卻從來沒有正式學過什麼指揮技巧。但在當下，我耳中清楚聽見在自己演奏結束時，兩千名聽眾起立鼓掌的聲音。

我馬上把一年後這個日期排入行程，從基礎開始學指揮。

後來，二〇一一年二月四日，我得以在三得利音樂廳指揮我的自創交響曲《大和》。當全場滿座的兩千名聽眾為我起立鼓掌時，那種連自己都無法相信的激昂感包圍了我。因為，那一幕，就跟我所描繪的未來記憶一模一樣。

透過日期的設定，將大大提高實現夢想或目標的可能性。

畢竟在腦中刻下那麼強烈的印象，大腦的判斷觀點將轉換成「現在，我要為此做什麼比較好？」

不過，就算暫時訂好了完成目標的期限，但依狀況的變化調整達成期限或達成目標也完全沒關係。

相反地，不要執著在暫時設置的日期很重要。

因為大腦可能會將實現這件夢想看成是一種義務。

「既然可以改日期，那一開始就不要訂期限不是比較好嗎？」或許有人會提出這個問題，不過並非如此。

一個渺茫的目標，遇到挫折的可能性不小。

原因在於：不論是什麼目標，在從當前位置向未來位置的終點前行的過程中，必定會有某種「困難」現身在我們眼前。

但如果目標和目的很明確，就能克服這個困難。反之，要是終點模糊，便將產生「要這麼辛苦我就不幹了」、「反正即使做完了也沒什麼大不了啦」的思維，並開始想放棄。

因為有設好期限，所以知道現在該做什麼，同時也清楚自己每天的變化。藉由這個平衡，大腦也能舒適愉快地運作。

「決定期限，為終點（達成日）寫下日程規劃，然後朝著實現目標全力以赴。不過並不會對日期執迷不悟，而是因應情況的變化變更達成期限。」

為使大腦順利運轉，在設置明確的「目標」及「目的」並訂定期限上，絕對不能馬虎大意。

5 考試順利的用腦法則

接下來我想告訴各位的，是順應目標運用頭腦的方法。

我將介紹一些在培訓課上經常被問到的問題，有關讀書、學語言、減肥、說話技巧（演講）及不擅長事務的處理。

首先，關於準備考試。

我也聽過不少「我知道自己必須拿到很多證書……」、「狀況好像都不如預期」這類令人不安的話。

事實上，要邊忙於工作邊讀書是件很辛苦的事。

想在有限的時間內有效率地推進考試的準備進度，就要看是否能夠快速啟動大腦的開關，換句話說，「念頭」的強烈程度將成為重點。

然而，參加考試並非目標的終點。

重頭戲在考完試以後。

這裡說的「念頭」之強度，指的是能不能看到自己活用那張證書，快樂且有意義地工作的模樣。

在投入考前準備時，最不該有的念頭就是「總之先做」。

「總之，在今後的時代，有一張某某證書比較有利吧？」

像這樣的「總之先努力看看」的想法。

一旦出現這種「總之先做」的想法，大腦就完全不會啟動開關。**因為只要從「總之先做」開始，等到中途遇到難題時，大腦就會立刻選擇放棄**。

然後，還有一種。

即因為公司或學校等上頭要求一定要有某張證書，而不得不做的時候。

就算是來自公司的吩咐，只要有一個自己專屬的目的或夢想，讓自己有「這樣做有好處」、「這樣做很開心」的感覺就沒問題；但是光靠「因為是命令」、「被逼如此」的心情（被動動機）是無法打開大腦開關的。因為自己打從心底認為「不想做」，所以能量就不會供給大腦。

此外，任何考試都需要有相應的努力，而且也常常會在過程中遭遇困難。這時要是不看看會讓自己興奮期待的目標終點，那原本就忙於工作的自己就更不可能拿得出跨越難題的力量。

另一方面，雖然不是通過考試的絕對條件，但若心裡想像「跟那個人一樣出色活躍的自己」再開始讀書，那麼就算中間遇到難題也很難受挫。以達成目標後的自己為基底來想像「那個人」，找出「那個人」樣貌的這個行為叫做「建模」。

建模的參考對象是身邊親近的人最好，不過從名人裡頭找也無所謂。只是請找一位真實存在的對象。如果可以的話，盡量讓自己眼前實際出現「我想成為這樣的人」之存在，這樣便能具體描繪出自己的未來，「要努力」的想法也會沸騰起來。

在「未來記憶」上，建模可說是一個很重要的關鍵。另外，不要只想著未來自己的樣子，也請考量一下考試通過後對自己來說有沒有什麼好的影響。

為了通過考試而來參加培訓，學習活用大腦方法的人也不在少數。實際跟這些人接觸後，我明確了解到一件事，那就是清楚看見未來姿態後再專心讀書的人，也就是擁有清晰「未來記憶」的人，就算考的是公認難如登天的考試也一樣個個合格。

看不見考上後人生的人，他們就算再怎麼努力，靠著自己的力量成長，但不知為何最後多半總是力氣用盡，失敗收場。

能夠清楚想像自己的未來姿態，就代表他走上了一條邁向合格的康莊大道。

6 學通英文的用腦法則

以英文為首的語言學習，因為無法決定終點目標又很難提升動機，所以不能如願的人也很多。

「我英文很爛，雖然努力自學，但怎樣也學不好……」我常常聽到這樣的心聲。

實話來說，這種人乾脆放棄學英文比較好。好幾年都不能去學或學不會英文，代表英文對他的人生而言本來就沒必要。

「才不是那樣。我很認真的，目的是『想流利說英語』！」說不定也有人會這樣反駁我。

乍看之下感覺很好聽的「想流利說英語」，其實是一個很籠統的目標，這種目標必然會遇到挫折。

原因在於這個人不能想像出自己說英語時的快樂模樣。

舉個例子，我常常出國，國外的客人也會來我家，因此經常有人認為我英文很好；不過其實我年輕時英語並不怎麼流利。因為我雖然想要「流利說英語」，但過的卻是沒那麼需要英語的生活。

然而，希望來上腦利全開法英語培訓的學生不斷增加，在這種情況下再用幾十年前考多益四百分的低分成績來面對學生，這讓我感到很抱歉，意識到一個「聽到學生問題可以正確回答的自己」後，我花了三個月的時間訓練，而後取得了多益九百分的成果。

這時我早就超過五十歲了，只是我有一個「要讓英文變更好」的明確目標和目的。不是「說得出英語很高興」的模糊念頭，而是想讓腦利全開法的教學實實在在幫助到我的學生。

假如要學英文，就要知道自己為什麼要學會它，以及加強英文水準會發生什麼好事，將學習的目標與目的明確化。

不要只想像說英語的自己，而是要把意識聚焦在自己是對什麼樣的人、在什麼場合下使用英語，以及當下自己的心情如何。

培訓課上有一些為學英語而苦惱的人，在我指導這些人時發現一件事。那就是，有不少人會阻止自己進步。

深信「自己英語很爛」，對英文本身或說英語的人感到自卑……這都是一種巨大的阻礙。

要說該怎麼做才能擺脫這個阻礙的話，可以試著不去想像自己考上英語證書的樣子，而是「自由自在用英語聊天的自己」，在描繪這個畫面的同時用功讀書。

有些人會為了設定期限而勉強自己參加多益或全民英檢的考試，不過一旦演變成要考試，就會順勢浮現要考上的念頭，結果反而使自己更加痛苦。

若是「想要會講英語」的話，那麼就不要在意考試，而是於接納自己目前的水準上，再去想像未來的理想姿態。而且重要的是，在展開學習以後，要為自己每天的進步而感到欣喜。

一定不要拿自己跟別人比較。

「把自己進化的目的變得更明確」、「為自己一小步的成長感到高興」與「不要跟別人比」。可以說這三件事掌握了外語進步的關鍵之鑰。

會說外語是一件非常了不起的事。千萬不要畏首畏尾，請各位確實樹立自己的目標和目的，開開心心地投入其中吧。

7 減肥成功的用腦法則

其實減重也可以靠用腦方法變得更輕鬆自如。

到二〇〇九年為止，我身高一百七十六公分，相對的體重也有九十四公斤。以當時的我來說，一年必定會閃到兩次腰，連我最喜歡的桌球也一樣，只要練一個小時左右腰就會開始痛，最後只能躺在更衣室動彈不得。雖然也做過整脊、針灸、特殊腰痛療程等等各式各樣的療法，但完全沒什麼效果，令我窮途末路。

有一次我突然有個想法：「該不會腰痛是因為體重的關係吧，所以有可能只要瘦下來就沒事了。或許改變用腦方式後就能減肥也說不定。」於是我就邁入了減重生活。

結果很有趣的是，我不但瘦了下來，也沒遇到半點撞牆期，四個月體重就掉了到六十九公斤。由於減得太順利了，導致我周圍的人都在擔心我是不是生病罹癌，而且臉也瘦得像個骷髏頭，因此我想這樣不行，之後又刻意增重五公斤回來。與此同時，在減重後的十年裡，我完全沒有復胖，一直都保持在七十四公斤的體重。

為什麼我做得到這種事呢？

這是因為我從未把減肥看成是一件痛苦的事。

成功減重的關鍵有三項如下：

- **不要努力。**
- **享受減肥生活。**
- **想像自己將來理想的曲線身姿，一天減一百公克的體重也感到無上的喜悅。**

重覆這三件事。

「就這樣？」也有人這麼問過我，但實際上我已經教了超過三千五百人減重，他們每一個都減肥成功，而且幾乎都沒有復胖。

世界上有很多減重法，我認為它們雖然各有不同的適合對象，但大部分都是很正確的手段。畢竟，正是因為有人成功瘦下來，這些減重法才能被推廣給其他人。

問題不在方法，而是我們心中的想法。

減肥最大的敵人在於大腦的忍耐。

「必須忍著不吃」、「必須去運動」，像這樣努力減肥，內心就會產生痛苦。因為大腦也很討厭工作，結果導致無法順利進行。

另一方面，享受減肥，每天保持愉快的心情，不但大腦會因此記住這種「快樂」感，開始積極運轉，成果也會隨之而來。

「減重是很開心的事」，用這種想法啟動大腦的開關。

這件事與減肥成功息息相關。

以演說向對方傳達訊息時的用腦法則

應該有很多人不擅長在人前演說吧。

有一份問卷調查結果顯示，超過一半以上的人都認為自己「不善於在人前說話」；另一份針對國中生的問卷調查中，竟有七成以上的人回答「害怕」演講。

但是，如果人們以正確的方法學習演講技巧，那麼所有人都能成為優秀的演說家。

不善於在眾人面前說話的原因，似乎大部分來自於「不安」和「壓力」。

換言之，只要能消除「不安」跟「壓力（緊張）」就沒問題了。其三項要

點如下：

1 「要說得很好」、「要讓人感動」、「要被人說這是一場好演說」這類想法通通丟掉

站在人前，一旦要開口講話時，腦子裡瞬間變得一片空白，結果什麼話也說不出來……應該也有人有過這種經驗吧。因為有這種經驗，讓人不禁堅信「自己不太會說話」，等到每次要在眾人面前說話時，就陷入「我站在大家面前會緊張到說不出話」的思維模式，像這樣的人不在少數。

人之所以感到緊張，原因在於「不能失敗」、「不能丟臉」的根本意識。

在別人面前演說之際，要張口對自己說：「我不需要講得很好」、「不讓別人感動也沒關係」，還有「丟臉也行」。這樣一來，心情就會變得格外輕鬆。

2 說話時別想「要說什麼」，要想自己「為何而說」

你曾在演講時想過「那現在要來講什麼（WHAT）？」，並思考演講內容嗎？這麼做的話，怪不得你會在演講時感到焦躁不安。為什麼呢？因為你這時該考慮的是「為何我要說這些（WHY）？」才對。

假如是婚禮上的演講，第一件事是要傳達出自己心裡「祝賀」的心情。第二點是表達「希望你們幸福」的想法。第三則是向出席者揭露一些「跟新郎新娘有關的精彩事」，就只有這些而已。

只要像這樣意識到演講的理由及用處的話，就會一下子冷靜下來，並讓這場演說使彼此都很滿意的可能性提高。

說到一半時變得支支吾吾，連演說者本人都不知道該說什麼的這種場面經常看得到，這也是因為說話者在這次演講「為了什麼」上迷失了方向。

由於意識到「為了什麼說這些」，因此不管是三分鐘的談話也好、一小時的演講也好，都不會迷失自己的話語。因為可以說出貫通全文、前後一致的言談，所以對方也能舒適地聽完整段話。

3 意識到自己傳達訊息給對方時的模樣

聽過「麥拉賓法則（Rule of Mehrabian）」這個名詞的人應該也很多吧。它是一種溝通上的法則，將可以用「語言」傳達的部分與「非語言」傳達的部分比較後，發現「語言」占百分之七，而「非語言」占百分之九十三。

這邊雖然有人會誤導性地提出「人都是看臉的」，不過這並不正確，甚至可以說是一種誤解。

人們在跟其他人交流時，固然會傳遞「姿勢」、「表情」、「聲音」、「眼神」和「服裝」等訊息，更會傳達那個人的「內在」給對方。絕對不是只靠外觀就能決定一切。

只要磨練這種「非語言溝通訊息」，就能馬上得知對方沒說出口的內心話。

也許你會覺得這些是很小的細節，但只要說話時意識到這三點，就能感覺到自己將意念傳達給對方，以及對方傾聽自己話語時的反應，說起話來就會變得更加開心。只要將心意傳達給對方，人生就會出現巨大的改變。

9 處理棘手事物時的用腦法則

人生中多少也會遇到一些自己不擅長又不得不處理的事務。

這時，請你先把「棘手」的感覺和話語封印起來。

大腦具有逃避令人不快事物的性質，所以只要一有「真棘手啊！」的念頭，頭腦的運作就會變遲鈍。

即使不能忘掉「棘手」的感覺，也要請你稍微把它放到一邊，讓它處於一個平穩的狀態。

關鍵是要採取「這有點困難耶，不過來做做看吧」的態度去面對。而且要瞄準「微小的突破」，不要把目標放在「偉大的成果」上。

也就是當知道自己以前不知道的事，或是做到過去做不到的事時，要認同自己做得到，並且好好高興一下，在意識上擁有一種自我肯定感。藉由累積這些經驗，那些自己不擅長的事將逐漸變得沒那麼棘手起來。

我也一樣，雖然微不足道，但我至今為止的人生一直都在進行各式各樣的挑戰。

有的做得不錯，也有的失敗收場。做得好的大概占了三成左右，就算說剩下的七成全是失敗告終也沒錯。但是若要問我對這些「失敗的變故」有沒有一絲「要是不做就好了」的想法，我想是完全沒有的。因為我學了五花八門的東西，也能把這些失敗作為搞笑題材善加運用。

甚至有些不可思議的是，明明失敗的事，往往會成為後來發展出巨大成功的種子。

因為不擅長就認為「反正做不好」而放棄，或是一開始就做得有氣無力，那麼失敗的可能性高也是理所當然的。要小心的是那種看上去碰巧做得不錯的經驗，這種經驗無法提升我們的自我肯定感。在努力做事之前，要明確意識到「好，來做吧，一定會很開心的！」再開始著手。

因為是令人棘手的事情，所以可能沒那麼簡單就成功。不過只有一件事我能肯定地說：無論做什麼事，都不能保證只要努力就「一定會成功」，但只要繼續挑戰下去，就「一定會有所成長」。

「那並不是失敗。也不能說是個錯誤。請說這是我學到東西了。」

這是發明大王愛迪生的名言。據說將無數發明推向世界的他，是失敗過幾百次、幾千次的「失敗的天才」。

而且他似乎也有很多不擅長的事，像是計算成本或記憶等等。

聰明的人會像這樣充分活用頭腦來把棘手的事轉化成自身的能力。我們的大腦有許多尚未解讀出來的事情，就算是現在也仍是一個未知領域。

雖然多年來我一直都在研究大腦的運作和運用方法，但依舊感覺它真的非常深奧。

我認為，大腦的運作就是把「意識」或「心靈」、「精神」、「理性」、「感情」、「感覺」、「靈魂」等自古以來人們珍視的存在整合起來，它是拓展人類可能性的人生司令塔。

能不能聰明地運用這些「大腦運作」，將大大改變你人生的可能性。

我在實踐人的教育的這三十多年來，感觸最深的是——每個人都是可能性的集合體。

不管你現在正認為活著很難也好、孤獨也好、抑或是感覺到自己的無力也好，都完全不用擔心。

因為你有一位名為「大腦」的船長，他將為你開啟你的人生風景。

請將今天當成你嶄新人生的起點吧。

結論　用正向（陽轉）思考取得成功

各位知道「吸引力法則」嗎？

它的意思是，想到負面的東西就會發生負面的事，反之，想到正向的東西就會發生正向的事。

也許有些人會覺得奇怪，為什麼會突然開始談論這種精神層面的事？

不過從大腦的構造來看，這又是很理所當然的。

因為如果想到負面的事，大腦的運作也會變得負面，導致負面的事情發生；若想的都是正面的事，大腦的運作也會變得正面，自然也就會發生正面的事。

「吸引力法則」，就像頭腦所擁有的、像磁鐵一樣的特質。

假如只想到正向的事，大腦的運作就會變得正面，並引發正面的事，那麼無論是誰都會感到開心。

然而以現實來說，大多數的人都背負著極大的煩惱，由於滿腦子都是苦惱，便也只能活在煩惱當中，而這種意識又會產生更多的困難。

本書正文中有稍微提到過，其實我在進行傳授「正向思考」的培訓課程。

所謂的「正向（陽轉）思考」，指的是「把事物轉化成像太陽一樣明亮」的思考法。雖說如此，這種思考卻與一副若無其事的正向發想或積極思考有些不同。它並不單單只是充滿活力的明朗思考而已。

「如實接受人生所發生的一切事情，並懷著感恩之心，竭盡全力地把自己的生活過好。」

這便是「正向思考」。把這種思考方式融入日常生活之中，身邊發生的事情將會逐一變成完全不同的東西。

當然，以「正向思考」過日子，並不代表所有的煩惱和問題都會消失。此外，心中以為不可能的事也不會變不見。

不過，一個絲毫不會發生問題，每天都安穩無事的人生，難道不會令人覺得枯燥乏味嗎？

電視劇和電影主角的魅力在於他們波瀾萬丈的人生，因為在他們克服眼前發生的問題時，我們心中也會產生興趣和共鳴。

這也是一種「正向思考」。

想要開啟人生的可能性，就要先接納人生中出現的種種問題。接下來該如何面對問題，還有，要學會「正向思考」的課題。

我們可以藉此改變看待事物的方式，所以從結果來說，人生也會大幅改變。

在你身邊那些生活一帆風順的人，我認為他們就是知道要在腦子裡進行「向陽」的人。

作為「正向思考」的重點且不可或缺的是「感激」。

日文的「阿里阿多（感謝／Arigatou）」一詞，我想各位每天都在使用，不過你知道這句話的原意嗎？

它是出自《雜阿含經》這本「經書」中提到的一個故事，故事如下：

佛祖對弟子阿難說：

「阿難，我問你一個問題。」

「佛祖，是什麼問題？」

「請你想像大海深處有一隻大海龜。

這隻海龜每一百年就會從海底浮出水面一次。

有一次，有塊大木板在海上漂。這塊木板的正中央有個直徑約三公分的圓孔。

好的，問題來了。

你覺得當海龜浮上水面時，偶然從這塊木板的圓孔中探出頭的機率有多少？」

對於佛祖提出的問題，阿難做出下述回答：

「佛祖，海龜一百年浮出水面一次，牠把頭放進偶然漂浮海面上之木板圓孔中的機率是零。那種事，不可能做得到的。」

於是佛祖這麼說：

「這樣啊，你說『這種事不可能』是吧？

「不過其實我們做為人類獲得生命的機率，是比海龜探頭更『難得（感恩／Arigatai）』的事呢。」

現在像這樣拿起這本書看的你，還有我，我們能夠這樣存在於世上，都是佛祖所說的「難得（感恩）」的一種狀態。

「人生」是這麼珍貴的生命時間，要是就這樣虛度下去，雖說不是真的犯罪，但從生命的觀點來看，說不定也是一種「罪」。

享受生活，直到生命的終點。

我覺得這才是正確度過這段難得生命及人生的方法。

在打算正確活出一段生命的基礎上，「正向思考」可說是無論遭遇什麼狀況或處境，都能讓人有尊嚴地、開朗地活著，並能因此將自身的才能用在自己和這個世界上。

陷在不平與不滿的情緒之中，是無法開拓道路的。

不管多微小瑣碎的事都沒關係，請試著建立一個成功的案例，並心想「太好了」，以喜悅的心仔細品味。

相信自己，懷抱夢想，打定主意好好過完這僅有一次的生命。

有了這樣的態度，相信人生就會是彩色的。

「正向思考」是貫穿一切生活方式的精髓，也是一種會提升大腦活力的東西。

後記

從我正式展開人的教育，到現在已有三十三年了。

而且，開始推廣這套以大腦開發為目的所建立的「腦利全開系統」也已十五年。

雖然這套系統始於意外的契機，但至今為止已有超過四萬多人參加了這個課程。在這些相遇中，我見證過無數感人的場景。

我從這些經驗裡面強烈感覺到「人的身上潛藏著無限的力量」。

恕我直言，那些我一開始認為「對這個人來說可能太勉強了」的人，在學會「腦利全開法」後的一、兩天內也會不斷有驚人的成長，讓我大開眼界。

「腦利全開法」就像這樣持續孵化出各式各樣的成果，而本書教授各位的，便是這套系統中效果最好，同時是就算一個人也能進行的部分。

這些都是真正在實踐中得到證明的東西，沒有任何一項是紙上談兵。

如果你可以從自己能做到的事開始，一點點有意識地加以活用，那就太好了。

此外，這本書的出版真的受到很多朋友的幫助，我想藉此機會向他們致謝。特別是Lanka Creative Partners的渡邊智也先生，以及直到最後都對我照顧有加的ASA出版社編輯星野美紀小姐。

我衷心且強烈地希望，這本書能成為照亮各位讀者人生的一道光。

非常感謝您讀到最後。

祈願您的人生充滿幸福。

小田全宏

作者紹介

小田全宏

一般社團法人腦利全開協會　會長
文藝復興大學股份有限公司　董事長

1958年於滋賀縣彥根市出生。東京大學法學系畢業後，進入財團法人松下政經塾就讀，在經營之神松下幸之助的薰陶下研究人文學。1986年設立人本教育研究所。1991年創辦文藝復興大學（Renaissance University）股份有限公司，以「陽轉（正向）思考」為基礎理念，展開一系列的演講及培訓活動。
2003年，首創一套劃世代的潛能開發手法「腦利全開（Active Brain）」，受訓者超過4萬人。其中人才輩出，例如在記憶力大賽中六連霸的畢業生等，其成效之高，博得極大好評。
另外還在2005年成立認定NPO法人「讓富士山成為世界遺產的國民會議（今為「富士山世界遺產國民會議」）」，並擔任營運委員長，最後達成使命，讓富士山於2013年登錄成為世界遺產。2019年創設一般社團法人「日本精神（Japan Spirit）協會」，展開向世界傳達美好日本精神的活動。此外也經營其他幾家非營利組織，以社會創業家的身分活躍。
著有《負面情緒的逆思考術：擺脫焦慮，逆轉怒氣，停止抱怨，讓壞心情激發好能量的大腦訓練法》（時報出版）、《陽轉思考：77個從逆境奮起的轉念智慧，人生再沒什麼過不去》（商周出版）等書，除此之外亦有眾多編著書籍。

一般社團法人腦利全開協會　聯絡資訊
網站：https://www.activebrain.or.jp

ATAMA GA IIHITO NO NOU NO TSUKAIKATA

Illustrated by NAKAMITSU DESIGN
Originally published in Japan in 2020 by ASA PUBLISHING CO., LTD.
Chinese translation rights arranged through TOHAN CORPORATION, TOKYO.

極速記憶

改變學習方式，讓你突破先天IQ限制的46條用腦法則

2020年9月 1 日初版第一刷發行
2024年7月15日初版第二刷發行

作　　者　小田全宏
譯　　者　劉宸瑀、高詹燦
編　　輯　魏紫庭
發 行 人　若森稔雄
發 行 所　台灣東販股份有限公司
　　　　　＜地址＞台北市南京東路4段130號2F-1
　　　　　＜電話＞(02)2577-8878
　　　　　＜傳真＞(02)2577-8896
　　　　　＜網址＞https://www.tohan.com.tw
郵撥帳號　1405049-4
法律顧問　蕭雄淋律師
總 經 銷　聯合發行股份有限公司
　　　　　＜電話＞(02)2917-8022

國家圖書館出版品預行編目資料

極速記憶：改變學習方式,讓你突破先天IQ限制的用腦法則 / 小田全宏著；劉宸瑀, 高詹燦譯. -- 初版. -- 臺北市：臺灣東販, 2020.09
248面；　14.7×21公分

ISBN 978-986-511-461-9(平裝)

1.健腦法 2.記憶

411.19　　109011338